# PUSH 手术

## ——弥漫性子宫病变重建生育力手术

◎主　编　吴瑞芳　曾荔苹

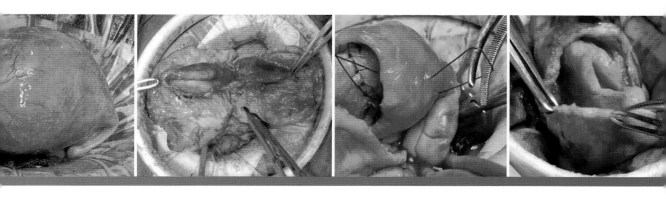

科学出版社

北京

# 内 容 简 介

本书详细介绍了两种常见育龄妇女子宫弥漫性病变的新手术治疗方法，包括弥漫性子宫腺肌病（DAD）和弥漫性子宫肌瘤病（DUL）。这两种疾病常引发严重痛经、月经过多、不孕不育及子宫增大等问题。对于严重病例，手术治疗是保留和重建生育能力的唯一途径，也是临床上的难点。由北京大学深圳医院吴瑞芳教授和曾荔苹教授领导的生殖外科团队研发的 PUSH（protection of uterine structure for healing）手术治疗方法，通过彻底切除病灶并保留子宫的关键功能结构，成功应用于 400 余位 DAD 患者和 40 余位 DUL 患者，取得了令人满意的疗效。本书详细描述了 PUSH 手术的原理、实施细节和围手术期管理，强调了术式的特色，同时解答了可能遇到的术中难点问题。这为子宫不同类型和部位的病变提供了个性化的手术设计，为妇产科医师、子宫疾病专业研究人员及患有弥漫性子宫病变的患者提供了宝贵的资源。

本书不仅为专业人士提供重要信息，还适用于关注子宫健康和生育力保护的广大读者，同时向女性读者传递有关子宫健康和生育力保护的关键知识。

**图书在版编目（CIP）数据**

PUSH手术：弥漫性子宫病变重建生育力手术 / 吴瑞芳，曾荔苹主编. -- 北京：科学出版社，2024. 11. -- ISBN 978-7-03-079733-9

Ⅰ. R713.4

中国国家版本馆CIP数据核字第20248G6M34号

责任编辑：王海燕 / 责任校对：张　娟
责任印制：师艳茹 / 封面设计：牛　君

科 学 出 版 社 出版

北京东黄城根北街 16 号
邮政编码：100717
http://www.sciencep.com

北京画中画印刷有限公司印刷
科学出版社发行　各地新华书店经销

*

2024 年 11 月第　一　版　　开本：787×1092　1/16
2024 年 11 月第一次印刷　　印张：9 1/2
字数：205 000

定价：118.00 元
（如有印装质量问题，我社负责调换）

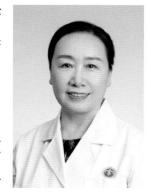

**吴瑞芳** 北京大学深圳医院主任医师（二级），北京大学教授，博士生导师。系国家级有突出贡献的中青年专家，曾获吴阶平医学研究奖、中国医师奖、公共卫生与预防医学发展贡献奖。现任深圳北京大学香港科技大学医学中心妇产科学研究所所长，国家子宫颈癌早诊早治示范基地主任。

学术兼职：现任中华预防医学会第六届理事会理事，中华预防医学会生育力保护分会主任委员，中国女医师协会妇产科专业委员会副主任委员，中华医学会妇产科学分会妇科内分泌学组委员，中华医学会激光医学分会光动力诊治与肿瘤学学组副组长，中国优生科学协会阴道镜和宫颈病理学分会（CSCCP）常委及《中华妇产科杂志》等期刊编委等。

从事妇产科临床、教学与研究工作40余年，专注于女性生殖内分泌疾病与妇科肿瘤的诊治。近年主编《生育力保护与相关疾病诊治》，主译《妇科肿瘤手术治疗学》《外阴阴道良性疾病》（第5版）等著作。参编著作、教材多部。在国内外学术刊物发表学术论文300余篇，研究成果获12项省部级科学技术奖励。

曾荔苹　主任医师，医学硕士，现任北京大学深圳医院妇产中心生殖外科主任。从事妇产科临床、教学与研究工作35年。专业方向涵盖女性生殖外科手术及妇科内分泌疾病的诊治，擅长妇科疾病保留生育功能的手术及微创手术治疗。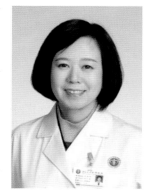

10余年来，作为吴瑞芳教授团队的主要成员，致力于弥漫性子宫疾病保留生育功能手术的改良，并在这个领域不断创新，取得了显著的成果。承担并参与国家自然科学基金及省市级课题10余项。发表医学研究论文50余篇，其中12篇被SCI期刊收录。主编及参编学术著作2部。

学术兼职：现任中华预防医学会生育力保护分会常务委员兼秘书长，深圳市医学会计划生育学分会副主任委员，全国卫生产业企业管理协会妇幼健康产业分会女性生育力保护学组副组长，深圳市医师协会妇产科医师分会第一届理事会理事等。

# 编者名单

主　编　吴瑞芳　曾荔苹

副主编（按姓氏笔画排序）

　　　　刘　彦　李长忠　胡启彩　渠新风

编　者（按姓氏笔画排序）

　　　　王　纯　刘　彦　孙秀丽　杜　辉

　　　　李长忠　吴瑞芳　余颖娟　汪　楠

　　　　张　薇　张大川　胡启彩　郭春磊

　　　　渠新风　蒋　欣　曾玉翠　曾荔苹

　　　　潘映红　魏蔚霞

我们欣喜地看到吴瑞芳教授和曾荔苹教授团队针对弥漫性子宫病变，经过十多年的潜心研究并在临床实践中勇于探索，结合子宫肌壁的解剖学特点，在很好地保留子宫重要结构下切除病灶，创新性地提出了实施弥漫性子宫病变重建生育力手术（fertility preservative surgery for diffuse uterine pathologies with protection of uterine structures for healing），该术式也称为"PUSH 手术"（protection of uterine structure for healing），保留了子宫的形态结构，从而保留了患者的生育功能。

弥漫性子宫病变（DUP）是生育年龄女性常见多发病，常导致患者疼痛，并引起不孕。DUP 主要包括弥漫性子宫腺肌病（DAD）和弥漫性子宫肌瘤病（DUL）。DAD 常导致患者以难以忍受的疼痛，严重影响生活质量。目前，药物治疗仅能缓解症状，无法解除病症。病情严重的患者最终只能接受子宫切除，但这样也使患者失去了生育功能。DUL 作为一种特殊类型的罕见子宫肌瘤，主要特点是子宫肌层密布数以百计的良性子宫平滑肌瘤，临床上以月经过多和不孕为主要表现。通常采用切除肌瘤手术治疗，但因肌瘤难以切净，术后易复发，仍然会引起不孕。

针对 DAD，该团队在"三肌瓣"手术基础上成功建立了子宫重建技术，包括通过全层垂直褥式贯穿缝合重叠残余肌瓣，着重保护宫颈管黏膜，减少宫腔黏膜的损伤，保护好输卵管间质部的解剖结构；同时，保持宫底部肌层的完整性可以在子宫成型后确保子宫肌层具有足够的厚度和抗压力，保留子宫的形态结构和功能完整，使患者术后症状缓解和妊娠。

对于 DUL，肌瘤切除与子宫成型是 PUSH 手术的重点和难点。该团队改进了常规的肌瘤切除术，术中尽可能切除肉眼所见或可触及的所有肌瘤，采用肌瓣重叠法精细成型子宫，保留子宫功能结构，并尽可能地减少复发。在该手术中，还针对不同部位的子宫肌瘤的特点，以去除病灶和保留子宫形态结构为目的，提出了各自独特的手术方法。

PUSH 手术在子宫重建技术上的创新，为子宫弥漫性疾病提出了新的治疗方法，为保留患者的生育功能，得以妊娠提供了可能。目前该术式已得到很好的推广应用。现在已有来自全国 25 个省（自治区、直辖市）的 400 余位弥漫性子宫腺肌病患者和 40 余位弥漫性子宫肌瘤病患者接受了 PUSH 手术治疗，获得满意疗效。该团队正在继续长期随访，期待观察到更好的疗效结局，以及妊娠结局。

　　该书详细描述了 PUSH 手术的适应证、禁忌证及针对各种病变的不同手术方法，术后常见问题和注意事项，具有很强的指导性和实用性，对于妇科医师，以及相关领域的医师都将是一部值得阅读的参考书籍。

　　本人愿为之作序。

北京大学人民医院教授

北京大学妇产科学系名誉主任

北京大学深圳医院"三名工程"高水平团队首席专家

2024 年 5 月 15 日

《PUSH 手术——弥漫性子宫病变重建生育力手术》深度研究并呈现了针对育龄妇女常见的两种子宫弥漫性病变——弥漫性子宫腺肌病（DAD）和弥漫性子宫肌瘤病（DUL）的创新手术治疗方法。这两种疾病常引起患者痛经、月经过多、贫血、不孕不育及子宫增大等问题，严重影响患者的生育功能和生活质量。

在治疗重症并希望保留生育功能的病例中，手术成为唯一的治疗途径。多年来，子宫弥漫性疾病一直被认为难以完全治愈。传统手术治疗通常不能完全清除病变，导致复发率高。最终，许多患者不得不做出沉重的选择，接受子宫切除手术，特别是那些渴望保留生育功能的女性。

这一挑战推动了寻找更有效治疗方式的迫切需求。北京大学深圳医院（Peking University Shenzhen Hospital，PUSH）妇产中心生殖外科团队（PUSH 团队）一直在不懈努力，致力于寻找一种既可完全清除病变，又能最大限度地保存子宫关键功能结构的创新手术方法。经过十余年的研究和不断改进，PUSH 团队成功研发了弥漫性子宫病变重建生育力手术（fertility preservative surgery for diffuse uterine pathologies with **p**rotection of **u**terine **s**tructures for **h**ealing），该术式强调了子宫重要结构的保留与修复，即 protection of uterine structure for healing，简称 PUSH 手术。这一创新手术已成功应用于数百名 DAD 和 DUL 患者，取得了满意的治疗效果。PUSH 手术不仅改变了对于子宫弥漫性疾病治疗的传统看法，为重症子宫弥漫性疾病患者提供了有效的治疗途径，同时也给患者带来了更多的选择和希望。对于那些曾经面临只能选择子宫切除的女性来说，PUSH 手术的出现为她们打开了一扇新的门，使她们能够更好地维护生育功能，改善生活质量。

本书详细介绍了 PUSH 手术的原理、实施方法、术后管理和临床典型案例，使读者能够深入了解这一突破性治疗方法的核心。书中深入探讨了 PUSH 手术的每个方面，从手术前的准备到关键步骤，再到术后的康复和生育管理，还提供了应对术中可能遇到的困难和解决策略，以及针对不同类型和不同部位病变的个性化手术设计。

我们深信，PUSH 手术代表了妇科领域的一次突破。这一治疗方法不仅可以帮助患者解除症状、改善生活质量，还能保留生育能力，实现期冀的生育目标。我们希望本书能为妇产科医师和对子宫疾病治疗感兴趣的专业人士提供宝贵的资源，同时为广大女性读者提供关于子宫健康和生育力保护的重要信息。

在本书的每一页，都蕴藏着 PUSH 团队对患者的关怀、对医疗创新的执着，以及对未来生命的渴望。在本书出版之际，我们真诚感谢 PUSH 团队全体成员在这一创新手术研发中的不懈努力和卓越贡献，感谢接受 PUSH 手术的患者给予我们的信任和在诊疗工作中的高度配合，感谢医学同行对该术式研发与推广的鼓励和认可，感谢德高望重的前辈魏丽惠教授为本书作序，感谢编辑为本书出版所做的辛勤工作。

吴瑞芳教授

中华预防医学会生育力保护分会主任委员

中国女医师协会妇产科专业委员会副主任委员

深圳北京大学香港科技大学医学中心妇产科学研究所所长

曾荔苹教授

中华预防医学会生育力保护分会常务委员兼秘书长

深圳市医学会计划生育学分会副主任委员

北京大学深圳医院妇产中心生殖外科主任

# 目　录

# 第1章　绪　　论

子宫腺肌病（adenomyosis，AD）好发于育龄女性，在不孕人群中发病率达 24.4%（Puente JM 等，2016），在 40 岁以上的不孕女性中甚至高达 40%（Abu Hashim H 等，2020），临床以进行性痛经、月经量明显增多、继发贫血、不孕不育和子宫弥漫性增大为主要临床表现。弥漫性子宫腺肌病（diffuse adenomyosis，DAD）即严重型子宫腺肌病，其难以忍受的疼痛严重影响患者生活质量，并易引起不孕。目前，尚无有效的根治性药物，病症严重者需要切除子宫。近年 DAD 发病呈上升和年轻化趋势，如何能够既解除症状，又保留及恢复其生育功能成为临床治疗的热点和难点问题。弥漫性子宫肌瘤病（diffuse uterine leiomyomatosis，DUL）是一种罕见的特殊类型的子宫肌瘤，主要特点是子宫肌层密布数以百计的良性子宫平滑肌瘤，肌瘤直径大多从亚毫米级（< 1mm）至 3cm 不等，瘤体间可相互融合，特别是黏膜下肌层难以计数的小肌瘤融合成片，包绕内膜，与周围组织界限不清。临床以月经过多和不孕为主要表现，子宫增大可至如妊娠 3 ～ 4 个月大小。手术治疗保留子宫者，选择保守性肌瘤切除术常因肌瘤剔除不净，术后短期内复发，也不能解决不孕的问题。

DAD 患者多数为育龄期妇女，往往希望保留子宫与生育功能。近年来，国内外学者尝试了多种手术方式保留子宫，希望理想的弥漫性子宫病变保留生育功能的手术既能彻底地去除病灶，又能保存好子宫的重要功能结构。然而，这两个方面是相互矛盾的，彻底去除病灶有利于改善痛经与月经过多症状，减少复发；而切除组织过多，子宫肌层保留太少又使得子宫结构受损，不利于承受日后妊娠带来的宫腔张力的增加。DAD 保留生育手术的术式，根据病灶去除程度分为三大类：第一类是完全性去除病灶的手术，代表性术式是日本的"三肌瓣"（triple-flap method）术式（Osada H 等，2011）；第二类是部分病灶切除术，包括"H"形切口术式（Fujishita A 等，2004）、宫壁楔形切除术式（Nishida M 等，2010）；第三类是非切除类手术，不切除病灶和邻近肌层，包括子宫内膜消融术、子宫动脉栓塞（uterine artery embolization，UAE）和高强度聚焦超声（high-intensity focused ultrasound，HIFU）病灶消融术（Mikos T 等，2020）。但是由于各诊疗中心病例数少、评价标准不统一及 DAD 病灶的高度异质性，文献报道的保留生育功能手术的效果，特别是术后妊娠率、手术并发症与复发率差别很大，目前尚缺乏高质量的多中心对照研究数据。

DUL 同样好发于育龄女性，主要表现为月经量多和不孕，疾病早期 B 型超声检查容易误诊为多发性子宫肌瘤，常因漏诊、误诊而导致术前未充分评估。保留子宫的手术，因肌瘤剔除不干净，术后很快复发，反复手术破坏子宫结构，并继发盆腔和宫腔粘连，难以恢复患者的生育力。由于 DUL 属罕见类型的子宫肌瘤,迄今为止,仅有 50 余篇个案报道。学者们探索不同方案进行保守性治疗,治疗后短期内月经量减少,子宫缩小,少数患者可获成功妊娠。这些治疗方案包括促性腺激素释放激素类似物(GnRHa)药物治疗、经腹或宫腔镜下肌瘤切除术和(或)手术联合 GnRHa 治疗、UAE 或 HIFU 治疗等。目前,上述治疗方法尚难以达到既去除弥漫性子宫肌瘤病灶,又重塑子宫重要结构并避免复发的治疗效果。

针对"弥漫性子宫病变"这一妇科难症,北京大学深圳医院妇产中心生殖外科团队在"三肌瓣"术式(Osada H 等,2011)的基础上,经过 12 年持续改进与技术迭代,形成了独具特色的弥漫性子宫病变保留生育功能的成熟手术方式(Wu RF 等,2023)。该术式命名为"弥漫性子宫病变重建生育力手术——PUSH 手术",PUSH 是 fertility preservative surgery for diffuse uterine pathologies with **p**rotection of **u**terine **s**tructures for **h**ealing 的缩写。同时,该术式的研发团队来自北京大学深圳医院(Peking University Shenzhen Hospital,PUSH),该团队亦称为 PUSH 团队。对于希望保留子宫和生育功能的 DAD 和 DUL 患者,PUSH 手术在子宫重建技术上的创新为彻底去除子宫弥漫性病灶创造了条件,给患者后续妊娠提供了一个修复良好的子宫环境。迄今为止,已有来自全国 25 个省(自治区、直辖市)的 400 余位 DAD 患者和 40 余位 DUL 患者接受了 PUSH 手术治疗,均获满意疗效。PUSH 团队对手术后患者进行了长期管理,至患者进入绝经期终止随访。目前,最长随访时间 13 年,随访率达 96.6%。

综上所述,弥漫性子宫病变严重影响育龄女性的生活质量及生育力,PUSH 手术已成为成熟的手术方式,对于经各种方法治疗效果仍不满意、不孕及不良妊娠结局的患者可实施保留生育功能的 PUSH 手术,解除病痛,恢复生育力。

# 第 2 章  弥漫性子宫病变概述

弥漫性子宫病变（diffuse uterine pathologies，DUP）是指子宫肌层弥漫性良性病变，导致子宫增大，并引起一系列临床症状，主要包括弥漫性子宫腺肌病（diffuse adenomyosis，DAD）和弥漫性子宫肌瘤病（diffuse uterine leiomyomatosis，DUL）。DUP 的主要临床表现为盆腔痛、月经过多、不孕，以及子宫增大引起的膀胱与直肠压迫症状，严重影响女性的生活质量和生殖健康。由于 DAD 与 DUL 的病因和病理生理机制不明，缺乏有效的药物治疗或保留子宫的手术方式，全子宫切除虽可根治性治疗疾病，但会导致女性的生殖器官缺失和生育力丧失。对于尚未完成生育或者期待保留子宫的患者而言，更愿意尝试保留子宫的新治疗方法。近年来，学者们积极探索弥漫性子宫病变的个体化保守性治疗策略，尽可能为患者保留子宫，保护生育能力，取得了一些进展。

## 第一节  弥漫性子宫腺肌病

子宫腺肌病（AD）是一类雌激素依赖性的慢性炎症性疾病，表现为子宫内膜腺体和间质异位生长于子宫肌层，伴随病灶周围平滑肌细胞肥大和增生。传统的诊断标准是基于切除子宫标本的组织病理学，观察到子宫内膜下出现异位的子宫内膜腺体和间质并累及肌层（Bergeron C 等，2006）。近年来，随着影像诊断技术的发展，越来越多的患者可通过经阴道超声检查（transvaginal ultrasonography，TVUS）和磁共振检查（magnetic resonance，MR）明确 AD 诊断（Abu Hashim H 等，2020）。亦可通过宫腔镜下获取病变组织来明确 AD 的诊断（Sardo ADS 等，2017）。诊断技术的改善提高了非手术诊断率，使患者能够得到早期诊断。一项研究针对 1015 名不孕症女性实施经阴道二维和三维超声检查，AD 占24.4%（Puente JM 等，2016）。采用 TVUS 和 MR 检测 320 名不孕门诊就诊患者，AD 发生率为 7.5%，并且，AD 在 ≥ 40 岁不孕患者中发生率（40%）明显高于 < 40 岁的患者（4.9%）。

根据病灶在子宫肌层浸润扩展程度，AD 可分为局灶性和弥漫性。DAD 又称严重型AD。在 DAD 异位的子宫内膜腺体和（或）间质在子宫肌层内弥漫性生长导致子宫体积增加，子宫增大的程度与病变的程度成正比。

## 一、病因与发病机制

### （一）患病相关的风险因素

1860 年 Von Rokitansky 首次报道了子宫腺肌病（AD）（Von Rokitansky KF，1860）。迄今为止，因其复杂的症状学和病变的高度异质性，AD 确切的发病机制和病理生理学尚不明确，仍然未建立统一的诊断与分类标准，缺乏公认的专家共识（Munro MG，2020）。对 AD 发病高危因素的研究，发现患病的相关风险因素包括月经初潮早、月经周期短、宫腔操作史（如诊刮术、宫腔镜手术）、子宫手术史（如剖宫产、子宫肌瘤剥出术）、体重指数高、吸烟史和抑郁症病史等，另外服用他莫昔芬治疗乳腺癌的患者腺肌病患病率较高（Khan KN 等，2022a）。

### （二）AD 相关的子宫生物学特性

子宫腺肌病是子宫内膜腺体和（或）间质侵入子宫肌层，了解子宫的组织学和生物学功能有助于探索子宫腺肌病的发病机制。

1. 子宫的组织学　子宫由子宫内膜层、子宫肌层和浆膜层组成。

（1）子宫内膜层：子宫内膜又称子宫黏膜，分为功能层和基底层。内膜表面 2/3 为功能层，功能层又由表面的海绵层和靠近基底层的致密层组成。功能层受卵巢激素影响，发生周期变化，脱落出血形成月经。基底层为内膜的下 1/3，靠近子宫肌层，不受卵巢性激素影响，无周期性变化。

（2）子宫浆膜层：为覆盖在子宫底部及子宫体的前面和后面的腹膜。

（3）子宫肌层：由靠近浆膜的纵行肌纤维组成的外肌层（outer myometrium，OM）和靠近内膜的环形肌纤维形成的内肌层（inner myometrium，IM）组成。OM 与 IM 又分别称为浆肌层和内膜下（黏膜下）肌层。IM 和 OM 的平滑肌细胞（smooth muscle cell，SMC）密度和排列不同。IM 表现为不规则、密集的环形肌纤维，该层向外较多血管；而 OM 表现为规则且主要是纵向的 SMC 束。

人体子宫的黏膜与黏膜下肌层之间没有黏膜下层，黏膜层与肌层直接连接的界面为子宫结合带（uterine junctional zone，JZ）的位置。1983 年 Hricak 等首次提出 JZ 的概念，他们把 MR 的 $T_2$ 加权像上子宫内膜和肌层之间的低信号带称为子宫结合带（Hricak H 等，1983）。随后进行的大量研究使影像学上的 JZ 获得了组织解剖学的定位，MR 上显示 JZ 的致密区即是组织学上的内膜下肌层（IM），是子宫肌层与子宫黏膜相邻的最内 1/3；向外为中等信号强度的过渡区，即组织学上的多血管层；再向外侧，MR 表现出的低信号带为子宫的浆肌层（OM）。进一步研究发现，IM 和子宫内膜同样随卵巢雌孕激素分泌而发生周期性的变化，而 OM 无此周期性改变（Noe M 等，1999）。

2. 子宫胚胎发育学　1898 年德国学者 Werth 和 Grusdew 提出，子宫肌层由胚胎来源不同的两层组织构成，内膜和内膜下肌层（IM）为副中肾管起源，构成古子宫（archimetra）；浆肌层为非副中肾管间叶组织起源，构成新子宫（neometra）（Werth R 和 Grusdew W，1898）。在胚胎学上，古子宫与新子宫的发育共同形成了子宫，而古子宫又由内膜与内膜下肌层组成。在解剖结构上内膜下肌层与子宫内膜直接相邻，在胚胎起源上同源，其生物学功能密切相关（李晓川和郎景和，2011）。

**3. 子宫生理功能**　由古子宫发育而来的内膜下肌层和子宫内膜直接接触，称为子宫内膜 - 子宫肌层界面（endometrium-myometrium interface，EMI）。内膜下肌层的雌激素受体（estrogen receptor，ER）和孕激素受体（progesterone receptor，PR）与子宫内膜一样在月经周期中随卵巢激素调节发生周期性变化；而新子宫发育形成的浆肌层持续表达 ER 与 PR，则不受卵巢激素周期性变化的影响。

（1）内膜下肌层功能：内膜下肌层富含 ER 和 PR，自子宫内膜增生早期至分泌后期，内膜下肌层的厚度增加，内膜下肌层收缩的幅度和频率亦发生周期性变化（Noe M 等，1999）。卵泡期内膜下肌层自子宫颈至子宫底逆行收缩，促进精子进入，而月经期内膜下肌层子宫底至子宫颈顺行收缩，同时蠕动幅度增加，促进脱落的子宫内膜排出（Vries KD 等，1990；Kunz G 等，2000；Lyons EA 等，1991）。

（2）EMI 功能：受周期性雌激素影响，主要调控非妊娠期的子宫收缩。EMI 在调节子宫内膜细胞的生长与分化、调节妊娠滋养细胞浸润和参与胎盘形成等方面具有重要作用。

（3）浆肌层功能：浆肌层作为子宫的主要收缩组织，在催产素和卵巢激素的调节下收缩，参与妊娠期胎儿的娩出（Khan KN 等，2015；Noe M 等，1999）。

**（三）子宫腺肌病的发病机制**

子宫腺肌病的确切发病机制迄今不明，子宫内膜内陷学说、种植学说、化生学说、免疫学说及子宫内膜干细胞转化学说均在一定程度上解释了疾病的发生、发展过程。

**1. 子宫内膜内陷学说**　子宫的 EMI 局部雌激素过高，通过与催产素（oxytocin，OT）/ 催产素受体（oxytocin receptor，OTR）系统的协同作用，引起 EMI 的反复组织损伤和修复（tissue injury and repair，TIAR），导致子宫内膜 - 子宫肌层界面损伤（endometrial-myometrial interface disruption，EMID），结果是发生子宫内膜内陷，进而引起子宫腺肌病的发生（García-Solares J 等，2018；Guo SW，2020；Khan KN 等，2015）。

（1）雌激素作用：雌激素作用增强是 AD 发生的核心环节。子宫腺肌病患者的在位和异位子宫内膜局部的芳香化酶细胞色素 P450 的活性增高，导致子宫内膜高雌激素状态，在位和异位子宫内膜局部雌激素浓度增高或者雌激素受体活性增强，提高了雌激素的生物利用度（Kitawaki J，2006）。雌激素一方面促进子宫内膜细胞过度增殖，另一方面上调内膜催产素（OT）mRNA，诱导产生和释放前列腺素 $E_2$（prostaglandin $E_2$，$PGE_2$）与前列腺素 $F_{2\alpha}$（prostaglandin $F_{2\alpha}$，$GF_{2\alpha}$），致使在位和异位内膜局部炎症反应过度活跃；$PGE_2$ 又可刺激 P450 及 P450 芳香化酶 mRNA，局部雌激素进一步增高。子宫内膜局部高雌激素上调催产素（OT）/ 催产素受体（OTR）自分泌 / 旁分泌系统，OT/OTR/$PGE_2$/P450 系统过度激活，使子宫过度蠕动。如此，雌激素通过促使子宫内膜过度增生和肌层过度蠕动两个途径导致 AD 的发生。

（2）TIAR 作用：Leyendecker G 提出 EMI 界面的组织损伤和修复（tissue injury and repair，TIAR）假说。该假说的依据是，由于子宫内膜与 IM 直接接触，任何生物或手术损伤都可能激活 TIAR 系统。TIAR 系统一旦被激活，会增加局部炎性因子和局部雌激素的产生，进而诱导产生更多的炎性产物和雌激素，从而形成正反馈。通过催产素（oxytocin，OT）/催产素受体（oxytocin receptor，OTR）系统上调雌激素受体 α（estrogen receptor α，ERα）表达，进一步诱导 EMI 的蠕动。EMI 蠕动亢进促进了自身损伤并不断重复，致使 EMI 的肌纤维断裂，最终导致子宫内膜基底层内陷到肌层中，促使子宫腺肌病的发生与发展（Leyendecker G 等，2009；Leyendecker G 和 Wildt L，2011；Leyendecker G 等，2015）。

（3）EMID 作用：基于 EMI 的上述生物学行为及目前对创伤 - 愈合的理解，提出了一种新的假说，即子宫内膜 - 肌层界面损伤（endometrial-myometrial interface disruption，EMID）。EMID 是对 TIAR 假说更为全面的诠释。当 EMID 发生时，组织缺氧会导致血小板聚集、雌激素产生增加、血管生成因子诱导、环氧化酶（COX-2）和 PGE2 过表达，这些都可能促进细胞增殖、迁移，使内膜的基底层细胞内陷到肌层。此外，EMID 还包括上皮细胞向间充质转化（epithelial to mesenchymal transition，EMT）、骨髓源性干细胞的招募，同时也可以解释 IM 持续的蠕动亢进所致 EMID，以及由医源性创伤引起的 EMID，进而诱导子宫腺肌病的发生（Guo SW，2020）。

子宫内膜内陷学说可以解释子宫腺肌病多见于有生育史、宫腔操作史（人工流产、刮宫、宫腔镜手术史）、多产和月经不规则的患者。

2. 化生学说　米勒管残留细胞具有分化为子宫内膜腺体和间质的能力。子宫腺肌病的病变可能由子宫肌层内残留的米勒管细胞化生而来。在盆腔子宫内膜异位症中深部浸润型子宫内膜异位症（deep infiltrating endometriosis，DIE）不同于腹膜型子宫内膜异位症的病灶，DIE 可能来源于米勒管残留细胞的化生，而腹膜型异位病灶则由子宫内膜的异位种植产生。子宫腺肌病在组织学上具有与 DIE 相同的平滑肌增生和纤维化等病理特征。该学说可以解释本病在无婚育史、无宫腔操作史的年轻患者中出现子宫后壁浆肌层局限性病灶合并盆腔子宫内膜异位症，并且直肠子宫陷凹粘连封闭及 DIE 的情况（García-Solares J 等，2018；Donnez J 等，1996）。

3. 免疫学说　人体的全身免疫系统和局部免疫功能与疾病的发生和持续有关。AD 患者的子宫内膜细胞浸润能力增加。研究发现，子宫腺肌病灶中免疫细胞和免疫因子被激活，这些免疫变化很可能通过 EMT 途径，刺激子宫内膜细胞迁移到肌层，加之内分泌失衡，促进了这一过程（Bourdon M 等，2021b）。

4. 子宫内膜干细胞转化学说　在正常子宫内膜中鉴定出了子宫内膜上皮干细胞（endometrial epithelial stem cell，EESC）和间充质干细胞（endometrial mesenchymal stem cell，EMSC），这两种子宫内膜干细胞经体外培养可分化为子宫内膜上皮细胞和间质成纤维细胞样细胞。对切除的子宫标本进行研究，在子宫内膜上皮细胞和基质细胞的集落形成单位中发现了少量具有克隆活性的 EESC 和 EMSC。这些位于子宫内膜基底细胞龛内的干细胞可能有助于月经后子宫内膜的修复（Gargett CE 等，2009；Schwab KE 和 Gargett CE，2007；Gargett CE，2007）。EESC 的异常分化也能促进肌层平滑肌细胞（SMC）的增生。EESC 和 EMSC 可通过 EMI 或远处迁移并生长在子宫肌壁上引起子宫腺肌病。同时，子宫内膜干细胞可能在组织损伤后被激活，导致子宫内膜和 EMI 组织微损伤触发子宫腺肌病发生（Vannuccini S 等，2017）。因此，子宫内膜干细胞的失调也被认为是导致子宫内膜异位病变的潜在机制，可能参与子宫腺肌病的发生与发展。

## 二、临床分型与影像学检查

AD 是一种具有高度异质性的疾病，病变的多样性从局灶性病变到波及整个子宫的弥漫性病变。盆腔影像学检查包括经阴道超声检查（transvaginal ultrasound，TVUS）和磁共振检查（magnetic resonance，MR），可以获得高质量图像，用于评估子宫结构的改变，辅助子宫腺肌病诊断，并为临床分型提供依据。学者们探索 TVUS 或 MR 对 AD 的分型，尽管至今尚无公认的疾病分型，但已经形成倾向性的意见。

### （一）TVUS

超声评估结果很大程度上依赖检查医师的经验和所用设备，随着 TVUS 图像质量的提高和标准化的诊断模式，超声诊断的准确率显著提高。

1. TVUS 对 AD 的形态学评估　子宫腺肌病声像表现多种多样，妇科超声专家提出了对子宫腺肌病的子宫形态学超声评估（morphological uterus sonographic assessment，MUSA）（Van den Bosch T 等，2015；Van den Bosch T 等，2019），MUSA 特征被归纳为 9 类，包括交界区中断、交界区不规则、肌层不对称增厚、球形子宫、子宫内膜下线性或出芽回声、子宫肌层囊肿、高回声岛、横贯血管和扇形阴影（Harmsen MJ 等，2022）。

2. TVUS 进行 MUSA 诊断 AD 的标准　妇科超声专家根据 MUSA 提出了 AD 的超声诊断分类与报告系统（Van den Bosch T 等，2019）。Tellum T 等开展了一项前瞻性研究，利用经阴道超声此 9 项 MUSA 指标，评估 MUSA 对子宫腺肌病的诊断性能。结果显示，综合 9 项指标诊断 AD 的敏感度为 85%，特异度为 78%，MUSA 与痛经和月经过多症状有良好的相关性。由此初步建立了子宫腺肌病的多变量预测模型（Tellum T 等，2018）。

2022 年公布了由 16 位具有丰富超声诊断 AD 经验的欧洲妇科医师通过德尔菲程序更新的 MUSA 诊断标准（Harmsen MJ 等，2022），进一步将 AD 的超声诊断依据分为直接证据和间接证据。超声诊断 AD 的直接证据包括子宫肌层囊肿、高回声群岛及子宫内膜下线或出芽 3 项；将 TVUS 显示不对称的肌层增厚、球形子宫、不规则的交界区、扇形阴影、跨病灶横向异形血管及交界区中断 6 项指标作为诊断 AD 的间接证据（图 2-1）。至于 MUSA 的直接和间接特征间的关系及与病变位置、范围、大小，以及临床症状和治疗效果之间的关系尚需更多的前瞻性研究。

### （二）MR

MR 能提供清晰的骨盆和子宫图像，通过对子宫的矢状面、冠状面及水平面逐层扫描，可以很好地展现 AD 病变的位置、数量和范围。尽管与 TVUS 相比，MR 成本较高，但 MR 图像更清晰，并且对操作者的诊断水平依赖性较小，因此能更为客观地提供盆腔的详细信息。MR 诊断 AD 的准确性与经阴道超声类似，但对同时合并盆腔其他类型病变的情况，MR 更具优势（Bazot M 等，2011）。MR 诊断 AD 的敏感度为 77%，特异度为 89%（Bazot M 和 Daraï E，2018）。

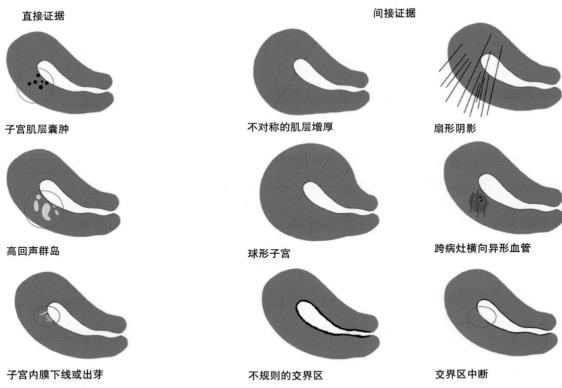

直接证据 　　　　　　　　　　　　　　　　　间接证据

子宫肌层囊肿　　　　　　不对称的肌层增厚　　　　　扇形阴影

高回声群岛　　　　　　　　球形子宫　　　　跨病灶横向异形血管

子宫内膜下线或出芽　　　　不规则的交界区　　　　　交界区中断

图 2-1　基于子宫形态学超声评估（Morphological Uterus Sonographic Assessment，MUSA）的子宫腺肌病诊断依据（Harmsen M 等，2022）

1. AD 在 MR 的异常所见　正常子宫的 MR 扫描，在 $T_2$ 加权像上子宫内膜呈高信号，IM 呈低信号，OM 呈中等信号。组织学上子宫黏膜与黏膜下肌层的交界区（junctional zone，JZ）的位置即为 MR 中表现为低信号强度的 IM，其厚度受到年龄、月经周期和卵巢激素等影响（Brosens JJ 等，1998），正常子宫 MR 显示 JZ 的厚度小于 8mm。AD 患者表现为 JZ 不均匀、中断或不规则增厚，通常以 JZ 厚度＞ 12mm 作为 MR 提示子宫腺肌病诊断的界限（Bazot M 等，2001；Gordts S 等，2018；Novellas S 等，2011）。此外，MR 还可以通过子宫大小、对称性、肌层厚度及肌层内异常回声诊断 AD。MR 表现的子宫壁间多发点状高信号，组织病理学相对应的是增生的异位内膜病灶，其周边出现低信号区域则对应于病灶周围平滑肌的增生，MR 显示子宫壁间囊性无回声信号，常为囊性腺肌病病灶（Gordts S 等，2018）。

2. MR 的 AD 分型　JZ 对应的子宫 IM 在 MR 的 $T_2$ 加权像上显示低信号，据此可将子宫 IM 和 OM 分开（Bourdon M 等，2021a）。随着对 AD 子宫 IM 和 OM 的深入研究，关于 AD 分型的报道提出了内源性与外源性，即内肌层病变型和外肌层病变型的分类（表 2-1）。

如表 2-1 所示，Kishi Y 等将 AD 分为 4 型：Ⅰ型内源性为最常见类型，发病机制可由内膜内陷学说解释；Ⅱ型外源性，对应发病的种植学说，多合并盆腔子宫内膜异位症、DIE、卵巢子宫内膜异位囊肿，可出现子宫直肠陷凹封闭；Ⅲ型系特殊类型，发病上可能

表 2-1　子宫腺肌病的 MR 分类

| 分类 | | Kishi 等，2012 | Bozot 等，2018 |
|---|---|---|---|
| 内肌层病变型 | | Ⅰ型：内源性 AD（病变始于内肌层，浆膜层保持完整） | 内源性（内肌层型）<br>—局限性 AD<br>—浅表性 AD<br>—弥漫性 AD（DAD） |
| 外肌层病变型 | | Ⅱ型：外源性 AD（病变始于浆肌层 - 外肌层，未达内肌层） | 外源性（浆肌层 - 肌层病变伴 DIE）<br>—后壁病灶<br>—前壁病灶 |
| 非特异肌层病变 | | Ⅲ型：肌壁内受累的局限型 AD | 子宫腺肌病<br>—壁内实性腺肌瘤<br>—壁内囊性腺肌瘤<br>—黏膜下腺肌瘤<br>—浆肌层腺肌瘤 |
| | | Ⅳ型：不确定（肌壁内病变不属于上述亚型） | |

符合米勒管残留细胞化生学说，病灶呈孤立的腺肌瘤，周围为正常肌纤维组织；Ⅳ型则为Ⅰ～Ⅲ型继续发展的最终表现，子宫病灶弥漫性侵犯子宫全层，病灶范围大，临床表现最严重（Kishi Y 等，2012）。Bazot 等提出将 AD 分为内源型、外源性和腺肌瘤型（Bazot 和 Daraï，2018）。

在研究大量资料的基础上，Kobayashi H 与 Matsubara S 提出了基于 MR 的 AD 分类方法（图 2-2）。该方法包括 5 项内容：①内肌层型与外肌层型，根据病变累及内肌层或外肌层进行分类。认为 JZ 增厚是内肌层型 AD 的表现，由子宫内膜内陷侵及肌层，JZ 厚度 > 12mm。外肌层型 AD 源于浆膜层，病变从子宫外部侵入，病灶主要在外肌层，JZ 厚度无明显改变。子宫后壁外肌层 AD 的病变常侵及子宫直肠反折腹膜、直肠或直肠阴道隔的 DIE。②弥漫性或局限性，根据子宫肌层受累的程度将病变分为局限性或弥漫性。弥漫性 AD 的子宫肌层呈现弥漫性的对称或不对称增厚，其中内肌层型常表现 JZ 增厚并向外肌层延伸；外肌层型也表现为子宫弥漫性病变。局限性 AD 病灶局限于子宫肌层，边界相对清楚，可为局灶性子宫腺肌病、子宫腺肌瘤和囊性子宫腺肌病，其中内源性表现为 JZ 的局灶性增厚，外源性则表现为外肌层或浆膜下结节样病变。③轻度与中度或重度病变，按照 MR 显示受累的子宫肌层 < 1/3、< 2/3 或 > 2/3 判断肌层侵犯的深度及病灶的穿透和扩散程度，分别定为轻度 AD、中度 AD 与重度 AD。④伴发 AD 以外病变，AD 为雌激素依赖性疾病，常同时并发盆腔子宫内膜异位症、子宫平滑肌瘤和子宫内膜息肉等疾病。MR 在诊断有无并发腹膜子宫内膜异位症、卵巢子宫内膜异位囊肿、DIE、子宫肌瘤、子宫内膜息肉或其他盆腔疾病方面具有优势。⑤腺肌病病变的定位，MR 可确定病变位于子宫的前壁、后壁、左右侧壁或宫底部。

上述 AD 的分类方法尚需通过前瞻性多中心研究的评估，探索适用于临床诊疗的基于 MR 和 TVUS 的分类系统。

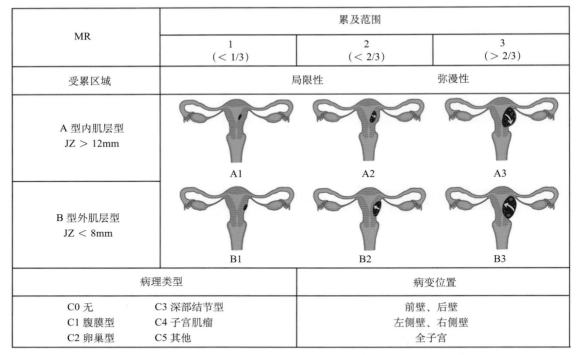

| MR | 累及范围 | | |
|---|---|---|---|
| | 1<br>（＜1/3） | 2<br>（＜2/3） | 3<br>（＞2/3） |
| 受累区域 | 局限性 | | 弥漫性 |
| A 型内肌层型<br>JZ＞12mm | A1 | A2 | A3 |
| B 型外肌层型<br>JZ＜8mm | B1 | B2 | B3 |
| 病理类型 | | 病变位置 | |
| C0 无　　　　C3 深部结节型<br>C1 腹膜型　　C4 子宫肌瘤<br>C2 卵巢型　　C5 其他 | | 前壁、后壁<br>左侧壁、右侧壁<br>全子宫 | |

图 2-2　基于 MR 的 AD 分类方法（Kobayashi H 和 Matsubara S., 2020）

### 三、临床表现

AD 的确切发生率尚不清楚，文献报道为 20%～34%（Kho KA 等，2021）。AD 通常合并盆腔子宫内膜异位症、子宫肌瘤等，其症状与之并存。AD 的主要临床表现为痛经、盆腔疼痛、月经过多和不孕，约 30% 的 AD 患者无症状（Gordts S 等，2018）。临床表现很大程度上取决于 AD 病变的位置、范围，以及是否合并其他妇科疾病。

#### （一）症状

1. **盆腔疼痛**　盆腔疼痛表现为痛经、性交痛和慢性盆腔疼痛。痛经常为继发性，并呈进行性加重，疼痛部位以下腹部为主，部分出现腰骶部胀痛，伴有肛门坠胀及大便次数增多，部分患者表现为深部性交痛或无周期性的慢性盆腔疼痛。疼痛的严重程度与病变程度呈正相关，痛经症状与前列腺素水平升高（Harrel Z，2008）及子宫肌层过度蠕动有关（Leyendecker G，2015）。临床上采用的非甾体抗炎药（nonsteroidal antiinflammatory drug, NSAID）和孕激素类药物的镇痛效果逐渐减弱直至无效，严重影响患者工作和生活。

2. **异常子宫出血**　AD 的异常子宫出血（abnormal uterine bleeding，AUB）症状包括月经量增多（heavy menstrual bleeding，HMB）、经期延长或非经期不规则出血（Pervez SN 和 Javed K，2013）。AD 患者出现 AUB 可能是与子宫体积增加、子宫肌层异常血管增多、子宫不协调收缩及局部雌激素和前列腺素的产生增加等相关。

3. **不孕和不良妊娠结局**　随着无创影像学技术的发展，越来越多的不孕患者诊断为 AD，并且 AD 患者产科不良结局，如流产、子痫前期、早产、产后出血、低出生体重和小于胎龄儿等风险增加（Vercellini P 等，2023）。

4. 其他　子宫增大伴随的压迫症状，如压迫膀胱表现为尿频；压迫直肠，尤其合并 DIE，表现为肠道刺激症状，大便次数增多，部分患者表现为便秘。月经量多合并失血性贫血，出现头晕、心悸等不适症状。

### （二）体征

1. 全身体检　月经量多失血性贫血，如面色或唇色苍白及全身皮肤黏膜苍白。

2. 妇科检查　子宫增大，质硬，与周围组织粘连时子宫活动欠佳。三合诊检查有助于了解子宫后方情况并发现其他合并疾病，如盆腔子宫内膜异位症、卵巢子宫内膜异位囊肿、子宫肌瘤、DIE 等。临床上常用相当于妊娠几周描述子宫大小，与之对应的 TVUS 子宫测量值和切除子宫标本的重量如表 2-2 所示。

表 2-2　妇科检查子宫大小对应的子宫体积与重量（Sheth S 等，2017）

| 妇科检查子宫大小 | B 超子宫体积（$cm^3$）* | 离体子宫重量（g） |
| --- | --- | --- |
| 如妊娠 6 周 | 90 | 115 |
| 如妊娠 8 周 | 130 | 180 |
| 如妊娠 10 周 | 180 | 240 |
| 如妊娠 12 周 | 240 | 280 |
| 如妊娠 14 周 | 355 | 410 |
| 如妊娠 16 周 | 460 | 499 |

* 子宫体积 = 长 × 宽 × 厚度 ×0.52。

## 四、诊断要点

1. 临床特点　临床表现为痛经、月经过多、不孕症及子宫增大的压迫症状。

2. 影像学检查　盆腔 MR 和 TVUS 检查提示 AD 诊断。

3. 实验室检查

（1）血清学肿瘤标志物：CA125 升高，部分 CA19-9 升高。两项指标在诊断 AD 上无特异性，但其升高程度与 AD 的严重程度呈正相关。

（2）血常规与铁蛋白：AD 尤其是 DAD 常合并失血性贫血，表现为小细胞低色素性贫血，血清铁蛋白低于正常值。

4. 组织病理学检查

（1）切除标本的组织病理学检查：AD 的经典组织学定义是子宫内膜腺体和（或）间质侵入子宫肌层，距离子宫内膜和肌层的交界处超过 2.5mm（Gordts S 等，2018）。传统上明确诊断的方法是依据切除子宫标本中子宫内膜侵犯内肌层的组织学证据。

（2）宫腔镜检查及活检术

1）宫腔镜下可见 AD 的病理改变，包括子宫内膜不规则、子宫内膜表面有微小开口、子宫内膜表面明显异常增生的血管、子宫内膜呈草莓样改变、子宫内膜纤维性小囊、出血性紫蓝色囊性病变等（Sardo ADS 等，2017）。

2）宫腔镜除观察子宫内膜情况，还可以使用活检钳或抓钳等器械从子宫内膜及浅肌层获取组织标本，进行病理检查（Sardo ADS 等，2017）。

## 五、治疗原则

由于 AD 的复杂性与高度异质性，目前尚缺乏统一的临床治疗共识，比较一致的观点是须根据患者的年龄、临床症状及严重程度、生殖功能受损和生育意愿进行个体化治疗和长期管理。目前，全子宫切除术依然是该病根治性治疗的标准式式。而患者年轻、有生育意愿或者要求保留子宫者，可根据医疗机构条件、医师团队经验、患者病情及有无合并症选择保留生育的治疗措施。

### （一）药物治疗

AD 是一种雌激素依赖性疾病，并有呈进行性加重的特点。通过抑制雌激素环境控制病变发展，是药物治疗的基础（Kitawaki J，2006）。保留生育的治疗通常首选药物治疗，但停药后复发是临床棘手的问题。治疗药物包括持续使用口服避孕药（combined oral contraceptive，COC）、口服孕激素类药物（如地诺孕素、孕三烯酮、达那唑等）、选择性雌激素受体调节剂、选择性孕酮受体调节剂、芳香化酶抑制剂、左炔诺孕酮宫内缓释系统 [levonorgestrel intrauterine system，LNG-IUS；商品名 Mirena（曼月乐）]、促性腺激素释放激素类似物（GnRH agonists，GnRHa）或促性腺激素释放激素拮抗剂（GnRH antagonist，GnRHant）等（Benetti-Pinto CL 等，2019；Pontis A 等，2016）。

### （二）手术治疗

对于严重的子宫腺肌病药物保守治疗无效、不适合长期药物治疗，或合并不孕不育经各种促孕治疗未能生育者推荐手术治疗。非切除性手术包括以电灼、射频、微波、激光等能量手段实施子宫内膜消融术（Philip CA 等，2018），通过高强度聚焦超声（high-intensity focused ultrasound，HIFU）引起组织坏死而控制病灶的治疗（Liu XF 等，2017）和减少病灶血供的子宫动脉栓塞术（uterine artery embolization，UAE）（de Bruijn AM 等，2017）等。在非切除性手术中，利用能量破坏病灶的方法，虽有不少成功的病例报道，但临床上也屡见子宫重要功能结构遭到永久性破坏，虽然保留了子宫，却无法完成生育的病例。此点，应引起临床医师的高度重视。

保留生育功能的切除性手术，即为保留子宫的病灶切除术。子宫腺肌瘤或局灶性 AD，经腹或腹腔镜行病灶切除常有较好的治疗效果。但是，针对弥漫性子宫腺肌病（DAD）的手术则不同。DAD 保留子宫的手术方式分为部分性病灶切除术和完全性病灶切除术。部分性病灶切除术因未能彻底清除病灶而易于复发，完全性病灶切除术可获得较好的症状改善率与妊娠率。但是，DAD 病变弥漫存在于全子宫且与正常肌层间没有明显界限，彻底切除病灶因保留的正常肌层较少给子宫重建带来困难。当切除组织过多，还会导致子宫功能丧失，并增加妊娠期子宫破裂的风险（Mikos T 等，2020；Osada H，2018；Otsubo Y 等，2016；Saremi A 等，2014；Younes G 和 Tulandi T，2018）。

完全性病灶切除术式，以日本专家提出的"三肌瓣"术式为代表（Osada H 等，2011）。该术式的症状改善率、妊娠与活产率均佳，但此单中心研究论文发表 10 余年来，极少其他作者能重复其治疗效果。文献中虽有很多有关 AD 的报道，但相关病症的定义和结果衡量标准不一致，限制了所有报道间数据的可比性（Tellum T 等，2021）。不同作者所报道的手术并发症、症状改善、生育结局及复发率有很大差距，并且大部分报道缺乏长期随访数据，因此目前认为 DAD 尚无标准术式。

## 六、生育功能损伤与生育力保护

众所周知，盆腔子宫内膜异位症与不孕症关系密切，而 54% ～ 90% 的子宫腺肌病患者同时合并子宫内膜异位症，因此很难准确判断其不孕是源于子宫内膜异位症还是子宫腺肌病。在接受辅助生殖技术助孕的患者中，研究子宫腺肌病与不孕症及不良妊娠结局的关系，发现子宫腺肌病会降低妊娠率和活产率，并且增加流产及产科并发症，如早产、胎膜早破、先兆子痫、产后出血等（Buggio L 等，2018；Vigano P 等，2015）。探讨子宫腺肌病对生育功能损伤的机制，评估子宫腺肌病的类型和程度对生殖和产科结局的影响，对于指导临床治疗、改善和提高生育力将具有重要的临床意义。

**（一）子宫腺肌病的生育功能损伤机制**

1.子宫腺肌病导致不孕的机制　多种妇科疾病可引起不孕，常见者包括子宫内膜异位症、排卵功能障碍、输卵管阻塞、内分泌紊乱、子宫内膜容受性降低等。近年来，由于生育年龄延后，子宫腺肌病在不孕妇女中所占比例越来越高（Harada T 等，2016）。子宫腺肌病与不孕症之间关系的确切机制尚不十分清楚，学者们提出了以下几个可能与不孕相关的机制（Brosens JJ 等，1998；Fischer CP 等，2011；Harada T 等，2016；Khan KN 等，2022b；Kunz G 等，2000；Maubon A 等，2010；Tremellen KP 和 Russell P，2012）。

（1）宫腔形态异常：子宫腺肌病患者子宫增大、巨大病灶或腺肌瘤引起子宫扭曲和宫腔形状改变，降低着床率。

（2）子宫肌层过度蠕动：子宫腺肌病的子宫肌层结构和功能的破坏导致子宫蠕动紊乱，宫腔压力增加，影响精子在子宫 - 输卵管中的运送而致不孕。

（3）子宫内膜容受性下降：子宫腺肌病患者子宫内膜局部性激素代谢异常增加了炎症反应和宫内氧化应激反应，导致子宫内膜容受性下降，不利于胚胎的着床和存活。研究还发现，AD 子宫内膜的黏附分子和白血病抑制因子（leukaemia inhibitory factor，LIF）等容受性标志物表达减少。

（4）慢性子宫内膜炎影响胚胎植入：子宫内微生物异常引起慢性子宫内膜炎，可能通过炎症反应影响胚胎的植入。

（5）子宫结合带增厚：当子宫结合带大于 7mm，子宫结合带的增厚与植入失败相关。

2.AD 导致不良妊娠结局的机制　Vercellini 等的荟萃分析（Vercellini P 等，2023）综合了最近 5 年发表的子宫腺肌病与不孕症和妊娠结局关系的文献，指出子宫腺肌病可能通过多种机制增加不良妊娠和新生儿结局的风险。综合文献资料，AD 导致不良妊娠结局及产科并发症可能的机制如下（Buggio L 等，2018；Khan KN 等，2022a；Martone S 等，2020；Rees CO 等，2023；Vercellini P 等，2023）。

（1）子宫蠕动的紊乱始自胚胎着床期并持续存在于整个妊娠期，在胚胎着床期可引起前置胎盘，进而发生胎盘功能不全，导致胎儿宫内生长受限（fetal growth restriction, FGR）及并发子痫前期。在分娩期，子宫舒缩功能失调可导致胎盘滞留和产后出血。

（2）子宫内氧化应激增加可能导致母亲血管内皮功能障碍，螺旋动脉发生增生性改变，导致胎盘功能缺陷，也是发生宫内生长受限和子痫前期的可能原因。

（3）子宫腺肌病患者子宫结合带的增厚可能与胎盘功能障碍或胎盘异常植入相关。

### （二）子宫腺肌病患者的生育力保护

近年来，子宫腺肌病的发病率呈上升和年轻化趋势，多数患者有强烈的保留子宫及生育力保护的愿望及需求。普及无创性的影像学检查有利于早诊断及药物早期干预治疗，联合辅助生殖技术可有效改善生殖结局。对于严重的 DAD 患者如何能够既解除症状，又恢复或重塑其生育能力，成为临床治疗的热点和难点问题，何为其最佳治疗方法尚未达成共识（Vannuccini S 和 Petraglia F，2019）。将药物治疗和手术治疗进行比较，后者似更有效，药物更多的应用是联合手术治疗。但是，还有许多环节尚不清楚，如手术后延迟妊娠的最佳时间，手术后联合药物治疗是否能改善生育结局等。因此，探索新的、更为安全有效、更加微创的子宫腺肌病不孕治疗策略具有重要意义（Harada T 等，2023；Szubert M 等，2021）。

# 第二节　弥漫性子宫肌瘤病

子宫平滑肌瘤（uterine leiomyomatosis，UL）是临床上最常见的子宫良性肿瘤，弥漫性子宫平滑肌瘤病（diffuse uterine leiomyomatosis，DUL）简称弥漫性子宫肌瘤病，是一种罕见的特殊类型子宫平滑肌瘤。1924 年，Murray HL 和 Glynn E 首次报道该病，将其称为"完全性子宫肌瘤"（Murray HL 和 Glynn E，1924），1979 年 Lapan B 和 Solomon L 两位学者报道 2 例患者，并分析此前文献中仅有的 3 例报道，将该病命名为"弥漫性子宫平滑肌瘤病"（Lapan B 和 Solomon L，1979）。DUL 特点为子宫肌层出现数以百计的子宫肌瘤，肌瘤径线从显微镜下才可见的亚毫米到数厘米不等，部分肌瘤界限不清，相互融合，弥漫存在的肌瘤几乎占据整个子宫肌层。临床主要表现为月经过多与不孕，患者常因月经量过多导致贫血。大多数情况下药物治疗无法控制症状，一直以来临床上将子宫切除术作为 DUL 的标准治疗方法（Ren HM 等，2022）。

## 一、病因与发病机制

### （一）患病年龄

DUL 多发生在育龄妇女，年龄多为 30 ～ 40 岁，文献报道最年轻的 DUL 病例年龄为 16 岁（Pai D 等，2012）。

### （二）病因与发病机制

DUL 是子宫平滑肌瘤的罕见类型，病因和发病机制迄今不明。Baschinsky 等对一例 39 岁 DUL 患者的肌瘤标本进行显微切割及克隆性分析。结果表明，每个肌瘤都是独立的单克隆起源，不存在 DUL 所有肌瘤细胞单一克隆起源的可能性。分子分析的结果表明，DUL 是多发性子宫肌瘤弥漫地累及整个子宫肌层（Baschinsky DY 等，2000）。

## 二、临床分型

DUL 属于子宫平滑肌瘤的罕见类型，DUL 肌瘤的位置覆盖了国际妇产科联盟（International Federation of Gynecology and Obstetrics，FIGO）子宫肌瘤分型（图 2-3）的所有类型（Munro MG 等，2011；Munro MG 等，2018），在同一个病例的子宫上可同时存在图示所有部位的肌瘤。

DUL 罕见，截至目前文献报道不足 50 篇，且均为个例报道和文献回顾。因此，尚无对此病全面的认识与分型。DUL 患者的子宫因弥漫性肌瘤而增大。以 PUSH 团队所实施 40 余例 DUL 手术所见，DUL 的肌瘤分布可分类为毫米级肌瘤围绕黏膜下密集排列类型、肌瘤未侵及子宫内膜宫腔形状正常类型和弥漫性子宫肌瘤病伴发巨

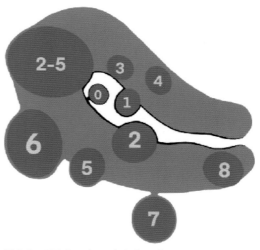

图2-3　FIGO子宫肌瘤分类示意图(Munro MG等，2011)

大肌瘤三种情况。第一种情况，若以弥漫的小肌瘤为主，肌瘤最大径线常不超过 3cm，子宫均匀性增大，一般不超过妊娠 3 个月大小，两侧对称，子宫肌层几乎全部被弥漫的肌瘤所占据，肌瘤可小到亚毫米级，或互相融合成片，或似鹅卵石子所铺路面般地密布于子宫黏膜下，肌瘤个数可达数百甚至上千枚；第二种情况，虽子宫壁间存在数以百计的肌瘤，但肌瘤未侵犯子宫黏膜层，宫腔形状尚正常；第三种情况，DUL 中有较大肌瘤，子宫呈现不对称性增大，存在多个径线超过 6cm 的肌瘤，巨大肌瘤最大径线可达 30cm 以上，偶见巨大肌瘤位于子宫峡部或子宫颈部位。针对以上不同类型的 DUL，手术切除弥漫性肌瘤的方式有所不同（详见第 4 章）。

## 三、临床表现

### （一）症状

1. 月经量增多　DUL 的月经量增多可能与子宫肌层布满的肌瘤结节引起子宫腔增大变形，子宫内膜面积增大，同时肌瘤导致子宫收缩不良等因素相关。

2. 贫血　月经过多者多合并缺铁性贫血，病程长者多为中重度贫血，经期出现头晕、心悸等症状，严重者需要静脉输血治疗。

3. 不孕和不良妊娠结局　同于普通类型的子宫肌瘤，DUL 影响生育力，增加不孕、流

产、早产、产后出血和子宫破裂的发生率。

4. **其他症状** 增大的子宫表现为腹部增大的包块及相应压迫症状。如压迫膀胱表现为尿频；压迫直肠，表现为大便习惯改变、便秘等。

**（二）体征**

1. **全身体检** 月经量多合并贫血症状，如面色、唇色及全身皮肤黏膜苍白。

2. **专科检查** DUL 的子宫可为均匀性增大或不规则增大，质地硬，触诊界限清楚，无压痛。

## 四、诊断要点

**（一）临床特点**

1. **病史** 大部分患者有多次子宫肌瘤手术史，包括宫腔镜下多发性黏膜下肌瘤切除手术、经腹或腹腔镜多发性子宫肌瘤剔除术等，术后很快重新出现症状，肌瘤复发。

2. **临床症状和体征** DUL 与普通型肌瘤临床表现一致，大部分患者月经量增多合并贫血，不孕，腹部包块逐渐增大。

**（二）辅助检查**

1. **超声检查** 是评估盆腔和子宫或卵巢疾病的最常用检查方法。DUL 的超声表现为在增大的子宫见多发性子宫肌瘤。根据肌瘤结节的类型，有不同的影像学特征，对于主要发生在黏膜下即子宫结合带区域的弥漫性小肌瘤，TVUS 可提示广泛的黏膜下肌瘤。

2. **MR 检查** MR 因其多层成像功能及良好的软组织显像成为评估女性盆腔的最佳成像方式，在评估 DUL 子宫肌层内平滑肌瘤的数量、大小和位置，手术前肌瘤定位及与其他子宫疾病的鉴别方面均具有重要作用（Silva CA 等，2022）。普通类型子宫肌瘤与 DUL 的 MR 成像的区别：①典型的平滑肌瘤为边界清楚的肿块，使子宫呈不规则形态；而 DUL 的子宫可呈对称性增大，由于弥漫的小肌瘤间相互融合，肌瘤边界不清楚。②与正常子宫肌层相比，子宫肌瘤在 $T_2$ 加权像上通常表现为中低信号，而在 DUL 时由于大部分子宫肌层被弥漫的平滑肌瘤所占据，因此很难观察到正常子宫肌层的信号强度。

3. **宫腔镜检查** DUL 的子宫在宫腔镜下可见腔内布满小肌瘤，甚至呈现珊瑚样改变，通常单个黏膜下肌瘤的直径不超过 3cm。

4. **组织病理学检查** 手术切除肌瘤标本的病理学检查提示良性子宫平滑肌瘤。弥漫性存在毫米级小肌瘤结节，肌瘤细胞由形态一致的梭形平滑肌细胞构成，无不典型增生，在肌瘤结节的周边不似典型的平滑肌瘤那样界限清晰。

**（三）鉴别诊断**

DUL 需要与弥漫性子宫腺肌病（DAD）、多发性子宫平滑肌瘤、播散性腹膜平滑肌瘤病及脉管内平滑肌瘤病等相鉴别，另外还需要对 DUL 伴发遗传性平滑肌瘤病和肾细胞癌（hereditary leiomyomatosis and renal cell carcinoma，HLRCC）、Alport 综合征（Alport syndrome，AS）合并弥漫性平滑肌瘤病（Alport syndrome with diffuse leiomyomatosis，ASDL）和子宫内膜间质肉瘤等疾病引起高度重视（Prasad I 等，2022）。

1. 弥漫性子宫腺肌病　患者以进行性痛经为主要症状，子宫弥漫性增大，TVUS 或 MR 有助于诊断，可经病灶组织活检病理学诊断进行鉴别。

2. 多发性子宫平滑肌瘤　多发性平滑肌瘤的子宫不对称增大，肌瘤与肌层有清晰的边界。而 DUL 的子宫可为均匀对称增大，小的肌瘤结节边界不清楚。

3. 播散性腹膜平滑肌瘤病　多数患者有子宫肌瘤腹腔手术病史。子宫平滑肌瘤合并有生长于肠系膜、盆腹腔脏器表面和壁层腹膜等多部位的肌瘤。

4. 脉管内平滑肌瘤病（intravenous leiomyomatosis，IVL）　是一种罕见的肌瘤，为子宫肌瘤向脉管内生长或由脉管本身的平滑肌瘤组织增生后突向管腔的肿瘤，可为子宫静脉内平滑肌瘤或子宫淋巴管内平滑肌瘤。IVL 在组织学上为良性，偶有生长于子宫外沿盆腔静脉至下腔静脉侵入心腔、肺静脉、肾静脉者。

5. ASDL　是 Alport 综合征（AS）合并弥漫性平滑肌瘤病。AS 是一种主要表现为血尿、肾功能进行性减退的遗传性肾小球基膜病，常伴有神经性耳聋和眼部异常，极少数患者伴有弥漫性平滑肌瘤病，即 ASDL，其平滑肌瘤病变可广泛分布于食管、气管、支气管和生殖器官。

6. 子宫内膜间质肉瘤　子宫内膜间质肉瘤是来源于子宫内膜间质细胞的肿瘤。根据肿瘤的组织学和临床特征将其分为低度恶性和高度恶性子宫内膜间质肉瘤。其中低度恶性子宫内膜间质肉瘤的病情发展缓慢，预后较好，临床上诊断 DUL 时需与之相鉴别。

## 五、治疗原则

DUL 由于子宫内弥漫性的肌瘤，传统的肌瘤切除手术难以将肌瘤切除干净，手术出血多且术后很快复发，常需再次手术，也解决不了生育问题。因此。通常认为全子宫切除术是该病唯一彻底的解决方法（戴毓欣等，2020；Ren HM 等，2022）。然而，DUL 好发于生育年龄女性，很多患者有生育要求或希望保留子宫，医学专家也在不断探索 DUL 的保守型治疗方案。

多个专家团队尝试使用 GnRHa 治疗 DUL（Jin X 等，2023）及 GnRHa 联合宫腔镜下黏膜下子宫肌瘤切除微创手术，以便为 DUL 患者创造妊娠的机会（Yen CF 等，2007；Shimizu Y 等，2009）。GnRHa 作为 DUL 施行保守手术之前的预处理，术前给予 GnRHa 治疗 3 ～ 6 个月使子宫肌瘤变小，手术变得更容易实施。文献中有多篇采用上述方法保守性手术获得成功妊娠的报道（Yen CF 等，2007；Shimizu Y 等，2009）。DUL 宫腔的黏膜下布满肌瘤，Zhao H 等报道了进行多次宫腔镜手术，分次切除子宫黏膜下肌瘤后的患者获得成功妊娠（Zhao H 等，2019）。

同一时期，临床上使用子宫动脉栓塞术（UAE）治疗症状性子宫肌瘤的使用率越来越高，该技术作为子宫肌瘤切除术或子宫切除术的替代方法在世界范围内广泛应用，将其作为 DUL 育龄女性的一种保守性治疗选择，亦有获得良好效果的个案（Kido A 等，2003；Koh J 等，2012）。

高强度聚焦超声（HIFU）作为一种新型的微无创治疗方法，用于治疗子宫肌层病变获得成功。Gong CM 等报道了应用 GnRHa 联合 HIFU 治疗 DUL 获得成功妊娠，有效改善了临床症状和生育能力（Gong CM 等，2023）。Zhou Y 等探讨了 MR 对 HIFU 治疗子宫肌瘤消融效果的监测作用，发现基于 $T_2WI$ 的影像组学特征可以预测 HIFU 消融治疗 1 年内残余肌瘤的再生情况（Zhou Y 等，2022）。

学者们探讨改进 DUL 保留生育功能肌瘤切除的手术方式，Konishi I 介绍了一种经腹完全性 DUL 肌瘤切除保留生育功能手术。该术式采取子宫纵切口完全剖开宫腔，直视下尽可能剔除肉眼可见和手指可触及的肌瘤，缝合子宫黏膜下肌层成型宫腔，分层缝合子宫肌层和子宫浆膜层成型子宫。一位 27 岁患者接受了该手术，术后经 IVF-ET 妊娠，妊娠期顺利，剖宫产分娩（Konishi I，2020）。

虽然前述的子宫动脉栓塞、消融性治疗和宫腔镜手术等对 DUL 来说是一种不彻底的保守性治疗，但是较好地保护了子宫的完整性，在一定程度上控制了患者的临床症状，并为有生育要求的患者争取了妊娠的机会。经腹完全性 DUL 肌瘤切除为保留生育功能患者提供了一个极少复发的治疗手段。北京大学深圳医院研发的 PUSH 手术则在避免复发和重建子宫的完整性与抗张力方面独具优势（详见第 4 章）。在临床上，需要根据患者的年龄、生育或保留子宫的意愿、子宫大小和子宫肌瘤的分布来选择最适宜的治疗方案。

# 第 3 章　弥漫性子宫病变 PUSH 手术的创新

## 第一节　手术创新及其科学性评估

手术治疗在临床医学中扮演着重要的角色，而创新性手术的研究一直非常活跃。新型手术疗法不断引入临床实践，然而，对于这些新型手术干预措施的科学评估相对滞后。手术的评估过程异常复杂，因为创新手术与临床上常见的其他干预方法有着明显差异。这些差异体现在手术干预的侵入性、不可逆性、对术者的技术依赖及操作技巧的学习曲线和个性化等独特特征上。这些特征决定了创新手术的研究方法不能简单地套用其他临床研究的方法，如新药研究。与药物研究不同，手术干预较难进行随机对照研究，通常需要在经过一系列观察和队列研究后才能在广泛的患者群体中应用。目前，针对手术创新尚无必要的最低证据水平要求，监管不够严格，再加上手术干预措施的独特性，导致了手术创新研究相对难以获得高质量的科学证据支持。

特别值得注意的是，对于那些致力于改善生殖健康结果的生殖手术，由于易受多种因素的影响，要获得高质量证据评估更加困难。因此，建立一种科学的评估体系以确保新型手术治疗的质量一直是学术界和医疗专业人士努力探讨的重要问题。在这方面，IDEAL 研究框架（Pennell CP 等，2016）已经提供一个有前景的方法。IDEAL 由"idea、development、exploration、assessment 和 long-term follow up"5 个词的首字母组成，它为创新手术的评估提供了一套有序的步骤和终点，使我们能够以前瞻性、科学严谨及伦理合规的方式来评估这些治疗方法，实现从基于临床经验到基于科学证据的评估。毫无疑问，IDEAL 框架已被广泛认可为外科领域创新手术研究的最佳方法（Dimick JB 等，2019）。

### 一、创新手术 IDEAL 评估框架

IDEAL 研究框架是针对创新手术治疗的临床应用提出的一种评估体系，旨在提高新手术治疗的质量，确保其安全性和有效性。该框架包括以下 5 个关键阶段。

1. 创新设计（idea）　在这个阶段，医师和研究人员首次提出创新手术的概念与想法。这是新手术治疗的起点，需要明确问题、目标和预期结果。在此阶段，还需要考虑手术的可行性和安全性。

2. 技术开发（development）　一旦创新手术的概念确定，就需要进行技术开发。包括开发和改进手术技术、工具和设备，以确保手术的可行性和效果。这个阶段的终点是形成

稳定的技术。

3. 研究探索（exploration） 在这个阶段，创新手术用于临床实践。通常从小规模的临床试验开始，以评估手术的安全性和初步效果。研究人员需要积累经验并调整手术技术，以改进结果。

4. 效果评估（assessment） 在这个阶段，研究人员进行更大规模的研究，以评估创新手术治疗的效果和安全性，包括比较新手术与传统手术或其他治疗方法的效果。研究人员需要收集详细的数据，并使用科学方法来分析结果。

5. 长期随访（long-term follow up） 长期随访是为了评估创新手术治疗的持久效果和潜在的并发症。这个阶段可以持续数年，甚至更长时间，以确保手术的长期疗效和安全性。

IDEAL 框架强调前瞻性、分步骤、科学严谨和符合伦理的评估方法，有助于确保新手术治疗的质量和安全性。通过这个框架，研究人员可以逐步建立证据，为新手术治疗提供更多的支持和信任。它也有助于医学界和患者了解创新手术的进展与风险，以做出更明智的医疗决策。

## 二、弥漫性子宫病变手术观念的更新

弥漫性子宫病变（diffuse uterine pathologies，DUP）是妇科领域中常见的问题，包括弥漫性子宫腺肌病（DAD）和弥漫性子宫肌瘤病（DUL）。这些患者多数是育龄期的女性，通常有保留子宫和生育功能的期望。然而，弥漫性子宫病变的病灶通常分布广泛，且存在高度的异质性，传统的保留生育功能手术在彻底切除病灶和保留子宫重要功能结构之间往往难以取得平衡。因此，这一领域一直备受医学界的关注。

医学界一直在不断尝试新的手术治疗方法，但弥漫性子宫病变保留生育功能的手术治疗一直是一个充满挑战的问题。根据一项涉及 65 万例基于人群的研究，DAD 发生率为 1%，90.8% 的患者表现出痛经和月经量增多等症状，同时也与不孕不育问题相关（Schrager S 等，2022）。尽管存在多种治疗方法可供选择，但最终有超过 80% 的患者因为疼痛和子宫出血症状而接受了子宫切除手术。

长期以来，医学家一直在努力探索弥漫性子宫病变保留生育功能的手术方法。其中，以日本学者 Osada 等提出的"三肌瓣"术式（Osada H 等，2011）为代表。这一手术方法打破了传统观念，不再将重点放在避免进入宫腔以保持子宫内膜完整性上，而是采用直接切开子宫壁全层，切除病变并进行子宫肌瓣重叠的方式以重建子宫，取得了良好的临床效果。Osada 教授的创新对推动 DAD 保留生育的手术做出了卓越的贡献。然而，由于子宫弥漫性病变高度异质性增加了手术难度，其疗效更依赖于术者的操作技巧，尽管这一术式发表了十余年，但文献中很少有大样本的临床数据来证实其具有相同的临床效果。

此外，虽然文献中存在大量关于保留生育功能的子宫腺肌病手术的报道，但在术后并发症发生率、复发率和妊娠的结局等方面存在显著差异。一项荟萃分析（Tellum T 等，2021）纳入了 38 项研究，其中包括 6 项随机对照试验和 32 项队列研究，共计涵盖了 5175

例子宫腺肌病患者的数据。然而，各项报告对结果的描述和衡量标准存在差异，因此未能得出供临床参考的科学结论，这意味着目前尚无标准术式可供推荐。

北京大学深圳医院的妇产中心生殖外科团队一直在不懈改进弥漫性子宫病变保留生育功能的手术方法。这一努力是基于对日本学者 Osada 等提出的 DAD 保留生育功能的术式（Osada H，等，2011）的借鉴，并且遵循了 IDEAL 框架的原则，持续了十多年的研究与技术迭代。最终，团队成功地研发了弥漫性子宫病变重建生育力手术——PUSH 手术（fertility preservative surgery for diffuse uterine pathologies with **p**rotection of **u**terine **s**tructures for **h**ealing）（Wu RF 等，2023）。PUSH 手术的命名反映了其核心特点：首先，它强调了对子宫重要功能结构的保护，以确保子宫的结构完整和功能正常；其次，它强调了对病变子宫的全面修复，促进其康复，以应对未来可能的妊娠所带来的宫腔压力增加。

这一创新术式的团队来自北京大学深圳医院（Peking University Shenzhen Hospital，PUSH），因此，PUSH 也是本手术开发团队的代称。

PUSH 手术的独特之处在于，它使得子宫弥漫性病变能够被彻底切除且足以确保几乎无术后症状再发生的程度，同时最大限度地保留了子宫的关键重要功能结构，以确保在生育力恢复意义上的子宫恢复。这种创新的手术方法已被应用于数百例弥漫性子宫病变患者，且令人满意的手术疗效证明该手术方法是成功的。很明显，对于弥漫性子宫疾病的患者，PUSH 手术为他们提供了一种可更好地保留和重塑生育能力的治疗选择。2021 年，PUSH 手术被写入《子宫腺肌病伴不孕症诊疗中国专家共识》，表明 PUSH 手术得到了专业学会的认可和推荐。

总之，弥漫性子宫病变的外科治疗一直是妇科临床面临的挑战。医学界通过不断的技术改进和方法创新努力提供更有效、更安全的治疗方法。PUSH 手术无疑是这些创新之一，也是弥漫性子宫病变重建生育力手术的一个重要进展。PUSH 手术的研发是一个利用 IDEAL 框架为一项新的外科手术程序的开发获得科学证据的突出案例。在 IDEAL 框架下不懈探索，PUSH 手术团队在手术的应用和术后患者的管理方面积累了大量的经验和数据。这些经验和数据可以帮助医师和患者更好地了解这一新的手术方式，改善手术结果和患者的生活质量。

# 第二节　手术适应证与禁忌证

弥漫性子宫病变有多种治疗方案可供选择。尽管几乎所有由弥漫性子宫病变引起的临床问题都可以通过 PUSH 手术得到解决，但手术方法往往不是第一选择，而是在所有其他保守治疗都失败时的一种替代方案。在选择特定的手术方法时，充分考虑适当的适应证和禁忌证是确保满意疗效的最重要因素。PUSH 手术的适应证和禁忌证如下。

## 一、PUSH 手术的适应证

### 1. 对于弥漫性子宫腺肌病 PUSH 手术可用于以下情况

（1）严重的痛经：其疼痛程度通过视觉模拟评分法（VAS）（Gerlinger 等，2010）达到或超过 8 分。疼痛程度严重影响生活，保守治疗无效。

（2）月经过多导致贫血：血红蛋白水平低于 70g/L，并且促性腺激素释放激素类似物（GnRHa）、孕激素疗法及左炔诺孕酮宫内缓释系统（曼月乐）等保守疗法效果不满意。

（3）生育问题：经过多种辅助生育治疗，包括体外受精 - 胚胎移植（in vitro fertilization and embryo transfer，IVF-ET）等仍未能成功妊娠；或不良妊娠史，排除了排卵、输卵管及男方因素；或已持续 2 年或更长时间。

（4）子宫增大：通过盆腔检查确认子宫增大程度超过 12 周妊娠大小，并且经过超声或 MR 检查证实存在 DAD。

2. 对于弥漫性子宫肌瘤病 PUSH 手术可用于以下情况

（1）月经量过多导致贫血：若子宫肌瘤引起了月经量显著增多，进而导致贫血，而且未能对促性腺激素释放激素类似物（GnRHa）、孕激素治疗或曼月乐等保守疗法产生有效反应，可考虑 PUSH 手术。

（2）生育问题：对于曾经经历多种辅助生育治疗，包括 IVF-ET 等，但未能成功妊娠的患者，PUSH 手术是一种可行的选择。这种情况，不孕可能与子宫内的肌瘤病变有关。

（3）子宫增大：若患者的子宫出现明显的增大，伴有压迫膀胱或直肠等症状，并且经过影像学检查确认存在 DAD。

（4）严重疼痛症状：合并子宫腺肌症或子宫肌瘤变性，可出现腹痛，尤其是在月经期间，严重疼痛对患者的生活质量造成显著影响，可考虑进行 PUSH 手术。

（5）常规肌瘤挖出手术后复发：影像学检查确认存在弥漫性子宫肌瘤病，并出现上述任一种情况者。

## 二、PUSH 手术的禁忌证

存在下列情况之一，患者不适合接受 PUSH 手术。

1. 不符合适应证　如果患者不符合上述任何一项适应证，通常不建议进行 PUSH 手术。手术的决策应根据个体情况和病史做出。

2. 存在严重合并症　符合适应证但健康状况不佳或存在严重合并症的患者应优先考虑非手术治疗，因为在这种情况下手术可能会危及患者的生命。

3. 疑似恶性疾病　PUSH 手术通常不会推荐给有任何迹象或症状提示潜在恶性病变的患者，需要通过进一步检查排除恶性病变。

需要特别强调的是，PUSH 手术的适应证和禁忌证应该由经验丰富的医生在全面了解患者的病史、进行认真的体格检查和影像学检查后，根据患者的具体情况和临床评估来确定。这种个性化的医疗决策可以确保患者获得最佳的治疗选择，以提高治疗效果并最大程度地降低潜在风险。医师应与患者充分沟通，共同决策最适合患者的治疗方案。

# 第三节　PUSH 手术的创新与优势

PUSH 手术在子宫重建技术和保护重要子宫功能结构的病灶切除方面具有创新性。子宫重建的关键技术包括肌瓣皱褶重叠术（muscle flap wrinkling and overlapping，MUFWRO）和垂直褥式贯穿缝合术（vertically penetrative mattress suturing，VEPMAS），而在重要子宫功能结构内切除病灶的技术是涵盖子宫侧壁多血管区、输卵管间质部周围、宫颈内口下方及子宫各韧带等特殊部位病灶的切除技术。

重要的子宫重建技术使手术医师能够以比传统方法更薄、更宽的残留肌瓣来进行子宫的重建，从而实现对子宫的完全恢复。同时，病灶切除技术提升了对重要子宫功能结构的保护。在临床实践中，弥漫性病灶切除越彻底，残留肌瓣就越薄。相反，通常认为残留肌瓣越薄越不利于子宫的有效重建。这解释了为何传统的子宫弥漫性病变手术在长期症状改善和生育能力恢复方面难以取得令人满意的效果。

子宫重建技术巧妙地解决了根治性切除弥漫性病灶与切除后子宫重建之间的矛盾。该技术不仅确保弥漫性病灶的彻底切除，以实现最大程度和长期缓解症状的目标，同时将 PUSH 手术的适应证扩展到了巨块型病灶的病例（Wu RF 等，2023）。对子宫的保护技能确保在完全切除弥漫性病灶的同时，也维持了宫颈内口的完整性、输卵管间质部通畅性、子宫肌层的适当厚度及子宫内膜的功能。

## 一、PUSH 手术的子宫重建技术

1. 肌瓣皱褶重叠术（MUFWRO）　是 PUSH 手术的一项创新技术。通过 MUFWRO，我们能够在充分切除弥漫性病灶后，利用大而薄的残余肌瓣来重新构建子宫，以获取尽可能厚的子宫肌层，促进子宫的愈合和恢复。传统的手术方法在这种情况下需要切除部分宫底部浆肌层（外肌瓣），以使其与下方的内肌瓣大小相适应。这使得子宫难以保持足够厚度的肌层，未来妊娠将面临子宫破裂的危险。

由于这种局限性，传统手术无法完全切除子宫的弥漫性病灶，特别是在巨块型病灶的病例中。MUFWRO 的创新之处在于，它使手术医师能够利用极薄甚至多孔状的肌瓣来重新塑造子宫，而不必担心重建后子宫的厚度。这种方法为彻底切除病灶提供了保证，对于明显缓解症状和避免复发起到了决定性的作用。

在采用 MUFWRO 的过程中，根据情况可采用肌瓣折叠缝合和橘皮样缝合等方法，利用残余的肌瓣来重建子宫。这种创新的手术方法为完成子宫的重建提供了更为可行的选择，特别是涉及外肌层病变侵及浆膜层或腺肌瘤波及肌壁全层的情况（详见第 4 章第一节）。

2. 垂直褥式贯穿缝合术（VEPMAS）　是在切除弥漫性病灶后重建子宫的一项创新缝合方式。肌瓣间的密切贴合对于肌层的愈合至关重要。传统的缝合方法无论是在子宫肌瓣较厚的情况下，还是在肌瓣过大、过薄或不完整的情况下，均难以实现多层肌瓣之间的密切贴合。为此，在 PUSH 手术采用 VEPMAS 可使手术医师很方便地将各层肌瓣紧密地缝合在一起，即使肌瓣过薄或过厚、过长或过宽，都不会在肌瓣之间留下空隙。VEPMAS 确保肌瓣之间密切贴合，有助于子宫肌层的完全修复，以备日后妊娠（详见第 4 章第一节）。

## 二、切除重要子宫功能结构部位病灶的 PUSH 手术技巧

1. **子宫侧壁多血管区内弥漫性病灶的处理**　子宫侧壁内外层肌瓣之间的区域是子宫动脉主要分支的走行，切除子宫侧壁的病灶会侵入血管区，导致血管暴露，不当的操作可能引起大出血和壁间血肿。因此，进行 PUSH 手术切除多血管区病灶时，需要掌握以下技巧：在切除病灶时结扎所有可见的血管断端；在切除病灶后，松开环扎于子宫峡部的止血胶管，钳夹和结扎出血部位；采用贯穿缝合处理子宫侧壁的多血管区（详细操作参见第 4 章第一节）。这些操作确保了子宫侧壁区域内的血管完全闭合。

2. **宫颈内口以下部位病灶的切除**　在子宫病灶的下极低于宫颈内口水平的情况下，环扎于子宫峡部的止血胶管无法有效拉紧，手术创面出血，致使手术切除子宫颈病灶困难。PUSH 手术切除此类病灶的技巧是在处理子宫峡部以下病灶时，稍微松开环绕于子宫峡部的止血胶管，并将其向上拉，在压闭子宫两侧动脉的同时显露宫颈后方的手术视野（详见第 4 章第二节）。

3. **特殊部位病灶的处置**　子宫弥漫性病变包括外肌层病变型（OM-DAD）、内肌层病变型（IM-DAD）、病变侵犯子宫全层及伴发腺肌瘤与肌瘤等多种类型，其病变的高度异质性也常涉及子宫内膜、子宫浆膜、子宫侧壁、输卵管间质部、子宫各韧带、宫旁组织、宫颈和直肠阴道隔等部位。这种高度异质性是弥漫性子宫腺肌病的显著特点，也是保留子宫手术的难点。传统手术无法彻底去除这些特殊部位的病变，是其术后复发率高的主要原因。随着 PUSH 手术技巧的不断演进，我们逐渐确定了一套治疗上述病变的方法。针对这些特殊部位病灶的处理方案充分考虑了不同部位病变的异质性和复杂性，采用高度个性化和精细化的处置，以确保彻底切除病灶的同时有效地保护和保存子宫的关键功能结构（详见第 4 章第三节）。

4. **手术前后 GnRHa 用药指征**　根据患者的具体情况，包括子宫大小和是否合并其他类型的内异症，确定手术前后是否需要应用 GnRHa 用药，以提高手术的个体化治疗效果（吴瑞芳和曾荔苹，2012）。

上述创新点共同构成了 PUSH 手术成功的要素，克服了以往手术在彻底切除病灶和保护子宫功能结构之间的矛盾，为患有弥漫性子宫腺肌病变的患者提供了一种更加安全和有效的治疗选择。这一创新手术方法在临床实践中经过多年的研发和改进，已经成熟并取得了显著的临床效果。

## 三、PUSH 手术用于弥漫性子宫腺肌病所具有的优势

DAD 的手术治疗有切除性和非切除性两种方法。非切除性手术包括消融性治疗（Zhang L 等，2017）和阻断动脉血供的方法（Dessouky R 等，2019）。切除性手术则分为完全性和部分性病灶切除。一项大规模的荟萃分析纳入了 64 项研究和 1049 例患者，对不同手术方

式的疗效进行了评估（Grimbizis GF 等，2014）。研究结果表明，相较于部分性病灶切除和非切除性手术，完全性病灶切除具有更显著的临床疗效。完全性病灶切除手术与部分性病灶切除手术相比，患者的痛经缓解率分别为 82.0% 和 81.8%，月经改善率分别为 68.8% 和 50.0%，术后妊娠率分别为 60.5% 和 46.9%。此外，文献还提到，相对于子宫肌瘤切除术的 0.26% 的子宫破裂风险，DAD 病灶切除保留生育的手术后子宫破裂的风险高达 8.7%（Otsubo Y 等，2016）。

北京大学深圳医院的 PUSH 团队实时 PUSH 手术，对 146 例患者进行了为期 3 ～ 10 年的随访，以评估手术的长期疗效（Wu RF 等，2023）。结果显示，PUSH 手术在术后的症状改善方面表现出色，症状改善率达到 100%。在术后 3 年以上的随访中，痛经和月经过多的症状持续缓解率高达 97.3%。此外，手术 3 年以后，96.4% 的患者的子宫在正常或接近正常的大小。有生育要求且积极寻求妊娠的女性的术后临床妊娠率达到 58%，宫内妊娠活胎率为 60%。PUSH 手术的并发症发生率仅为 2.7%，且复发率为 3.6%。更值得一提的是，未发生子宫破裂等严重并发症。这些研究结果表明，PUSH 手术的疗效明显优于以往的文献报道，为 DAD 的治疗提供了安全且有效的选择。PUSH 手术用于 DAD 具有以下显著优势。

1. 清除病灶彻底　PUSH 手术通过彻底切除腺肌病灶，包括那些侵及子宫韧带、宫旁和直肠阴道隔等特殊部位的病变，能够最大限度地清除病变组织、减少复发的风险。

2. 保留子宫重要结构　PUSH 手术的关键创新是子宫成型缝合技术，它在清除病灶的同时成功地重建子宫的形态和结构，有助于恢复子宫的生育功能。

3. 症状显著改善　PUSH 手术能够显著减轻与 DAD 相关的症状，如痛经和月经过多。手术后症状的持续改善率较高。

4. 妊娠概率增加　PUSH 手术可显著提高患者的妊娠率，这对于希望妊娠的女性来说具有重要意义。手术可以改善子宫内环境，增加成功受孕的概率。

5. 低并发症率　与手术相关的并发症率相对较低，尤其是严重并发症如子宫破裂的风险大幅减少，这有助于提高患者的安全性。

6. 持久的长期效果　PUSH 手术的远期效果非常良好，随访数据显示，手术后症状持续改善，子宫的大小保持正常或接近正常，临床妊娠率和宫内妊娠活胎率也维持在较高水平。

综上所述，PUSH 手术在治疗 DAD 方面拥有全面的优势。它不仅能够改善症状，还能保留子宫结构，提高生育和妊娠的概率，同时降低了术后并发症的风险。

子宫腺肌病是生育年龄妇女的常见良性疾病。对于接受盆腔影像学检查的女性，其患病率估计在 20% ～ 34%（Kho KA 等，2021）。该疾病的特点是子宫内膜腺体及其间质异位生长到肌层内（Bergeron C 等，2006；Ferenczy A，1998），并根据其侵袭子宫肌层的程度分为局灶性腺肌病和弥漫性腺肌病。局灶性腺肌病又被称为腺肌瘤。弥漫性子宫腺肌病（DAD）则指病变在肌层内广泛侵袭，导致子宫弥漫性增大，并且组织学特征表明异位子宫内膜组织引起了周围肌层的肥大和增生（Leyendecker G 等，2009）。DAD 的主要症状包括痛经、月经过多、贫血和不孕。

尽管在大部分情况下，药物治疗无效的患者需要子宫切除手术，但保守手术对于希望保留生育能力的妇女来说至关重要。自 Hyams 等于 1952 年首次报道了该疾病的保守手术病例以来（Hyams LL，1952），已经有许多保守手术方法被提出，包括病变的楔形切除（Takeuchi H 等，2006）、腺肌病病灶的完全切除（Osada H 等，2011）、病变细胞减少手术或部分腺肌病病灶切除（Nishida M 等，2010），以及非切除性方法，如双极电凝（Phillips DR 等，1996）和子宫动脉结扎（Wang CJ 等，2002）等。

在理想情况下，腺肌病的生育保留手术应该实现病变的彻底切除，并且要正确保护子宫的重要功能结构。然而，对于外科医师而言，在不借助创新技术的情况下同时实现这两者是一项挑战。基于传统技术，持久缓解痛经和月经过多需要彻底切除腺肌病病灶侵及的肌层组织，而为了保护子宫的生育功能，需要尽可能多地保留肌层组织。几十年来，外科医师一直在尝试手术解决方案，以平衡对弥漫性腺肌病的彻底切除和对子宫功能结构的保护。然而，尽管有很多文献报道了保留生育能力的手术（Fujishita A 等，2004；Kim JK 等，2014；Kwack JY 等，2018；Osada H 等，2011；Nishida M 等，2010；Saremi A 等，2014；Tskhay VB 等，2019），但一些最近发表的回顾性分析研究显示，这些报道的手术在临床结果上存在显著差异（Fan Y 等，2022；Grimbizis GF 等，2014；Hlinecká K 等，2022；Oliveira MAP 等，2018；Rocha TP 等，2018；Tan J 等，2018；Younes G 等，2018），并且具有较高的病变复发率（Kwack JY 等，2018；Younes G 等，2018）或者妊娠期子宫破裂（Otsubo Y 等，2016）的风险。这些分析的共同结论是，保留生育手术在技术上非常复杂和有争议，用于证明手术结果的数据仍然有限，需要进行进一步的前瞻性研究（Fan Y 等，2022；Grimbizis GF 等，2014；Hlinecká K 等，2022；Oliveira MAP 等，2018；Rocha TP 等，2018；Tan J 等，2018；Younes G 等，2018）。近年来，报道的采用射频、微波、聚焦超声等能量消融性治疗方法，在疗效、并发症、复发率及妊娠结局等方面亦存在很大差异。因此，目前对于 DAD 仍没有标准的治疗方法。

在已报道的各种创新性手术方法中，Osada 等（Osada H 等，2011）在包含 104 例的大规模病例系列中报道的"三肌瓣"手术在术后获得了令人满意的妊娠率（61.5%，16/26）、活产率（53.8%，14/26）和低复发率（3.8%，4/104）。然而，这种"三肌瓣"手术方式被其他医师实施的病例数有限，并且很少有报道证明其结果与 Osada 所述同样令人满意。在"三肌瓣"手术中，需要切除子宫的一部分浆肌层和至少保留 5mm 的肌瓣用于子宫的修复。这在很多情况下可能无法让医师完全切除病变，而此点正是避免复发的关键。因此，这种手术可能不适用于病变侵及子宫全肌层的严重病例。几乎所有已经发表的保守手术方法都存在一个普遍问题，那就是不能让医师彻底切除腺肌病病变的同时，很好地保存子宫的重要结构。为此，必须创新子宫重建技术，以便在完全切除病变后，能够利用更薄、不均匀或可能破损的残余肌瓣进行子宫重建。

基于这一思路，针对现有手术方法存在的局限性，我们开发了一项子宫重建技术，通过全层垂直褥式贯穿缝合重叠残余肌瓣，并基于这一技术开发了保留生育能力的手术方法，即 PUSH 手术。通过十余年 400 余例患者的手术实践，全面评估 PUSH 手术在缓解症状、恢复子宫功能、预防远期复发及妊娠结局方面的效果，从而为弥漫性子宫腺肌病的女性提供一种可行的手术解决方案。

# 第一节　弥漫性子宫腺肌病 PUSH 手术的步骤与操作技巧

## 一、PUSH 手术的基本步骤

1. 开腹　在下腹部做水平或垂直切口，逐层开腹，进入腹腔。
2. 提起子宫　经腹部切口提起子宫（图 4-1），若有粘连则先行粘连分离。注意勿伤及周围脏器，并尽量保护好双侧输卵管、卵巢的正常解剖结构。

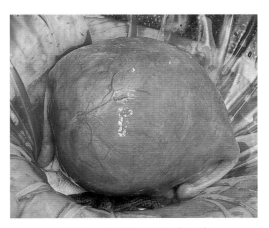

图 4-1　经腹部切口提出子宫

3. **压闭子宫血管** 使用 10～12F 橡胶导尿管（胶管）环扎子宫峡部，以暂时阻止子宫的血液供应（下文将橡胶导尿管统称止血胶管）；在整个 PUSH 手术过程中，每20～30 分钟放松一次环扎，以维持子宫必需的血液供应（图 4-2）。

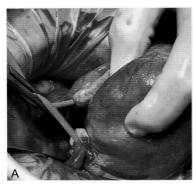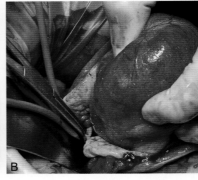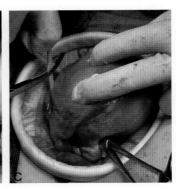

**图 4-2　环扎子宫峡部压闭子宫血管**

A. 提出双侧输卵管及卵巢，于子宫峡部放置胶管；B. 子宫后方拉紧胶管钳夹；C. 于子宫前方进一步拉紧胶管钳夹

4. **注射宫缩剂** 在 10ml 生理盐水中混合 6U 垂体后叶素素和 10U 催产素，行子宫肌层内注射，促进子宫收缩，减少出血（图 4-3）。

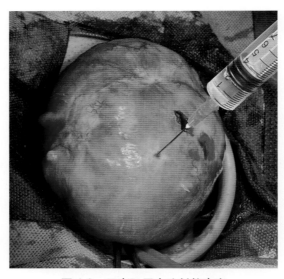

**图 4-3　子宫肌层内注射催产素**

5. **剖开子宫** 于中线纵向剖开子宫直接进入宫腔；进入宫腔后，以手指或血管钳于宫腔内探查两侧子宫角和宫颈内口位置，确保切口沿子宫腔的中线走行（图 4-4A～$D_3$）。延长子宫纵切口至宫颈内口上方 1cm 处（图 4-4E），于切口最低点下方保留黏膜下肌层 3～5mm 厚度完整（内肌瓣），切开宫颈管前后壁肌层（图 4-4$F_1$），继续延长肌层与浆膜层纵切口至病灶最低点（图 4-4$F_2$）。

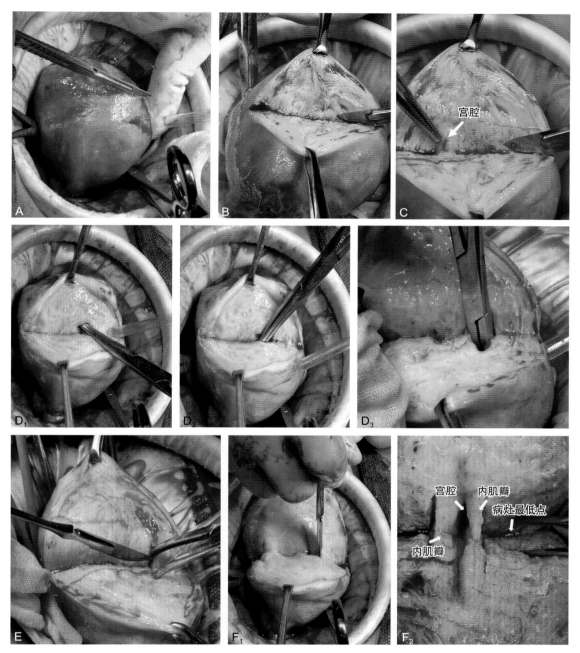

**图 4-4 沿宫腔中线纵行切开子宫**

A. 选择宫底部切口位置；B. 切开宫底部肌层；C. 进入宫腔；$D_{1\sim3}$. 血管钳探查两侧宫角与宫颈内口位置；E. 延长子宫纵切口至宫颈内口上方 1cm 处；$F_1$ 保留黏膜下肌层 3 ～ 5mm 厚度（内肌瓣），沿宫腔方向切开子宫与宫颈前后壁肌层；$F_2$ 继续延长肌层与浆膜层纵切口至病灶最低点

6. 去除病变  剖开子宫后，直视下按 4 个象限分 4 块切除子宫前壁与后壁的左右两侧病变（图 4-5）。清除残余病灶，尽可能地去除所有可识别的病变（图 4-6）。切除子宫黏膜下肌层和浆膜下肌层之间的腺肌病病变后所余的黏膜下肌层组织(左右两侧)(称为内肌瓣)、浆膜下肌层组织（左右两侧）（称为外肌瓣）；内外肌瓣之间的腔隙分别有左前、左后、右前和右后 4 个腔隙（图 4-7）；这 4 个腔隙的外缘，即内肌瓣与外肌瓣在子宫侧壁处相延续的部位，为子宫动脉主要分支（上行支与下行支）的走行，即为位于子宫侧壁富含血管的区域——子宫多血管区（图 4-8）。

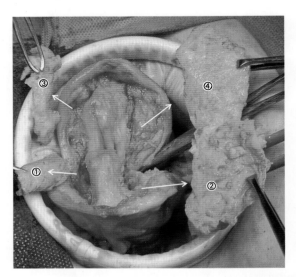

**图 4-5  按 4 个象限分 4 块切除子宫前壁与后壁的左右两侧病变**
①左前；②左后；③右前；④右后

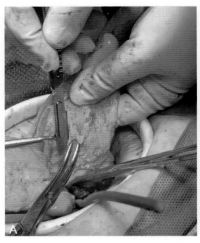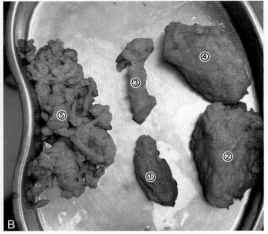

**图 4-6  切除残余病灶**

A. 切除右后壁残余病灶；B. 切除的 4 大块（①左前；②左后；③右前；④右后）及残余病灶（⑤）标本

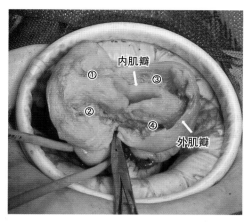

图 4-7　切除病灶后保留的内肌瓣与外肌瓣及内外肌瓣间形成的 4 个腔隙

①左前；②左后；③右前；④右后

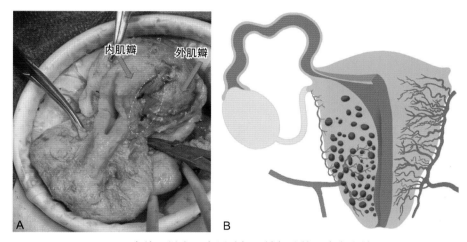

图 4-8　内外肌瓣在子宫侧壁相延续部分的子宫多血管区

A. 虚线内区域为内外肌瓣的多血管区，线结处为结扎的血管断端；B. 子宫内血管分布模式图示侧壁多血管区

子宫肌层病灶分 4 大块切除的操作方法：

（1）宫底部病灶切除：在切除病变时，保留浆肌层 3 ～ 5mm 厚度作为外肌瓣，保留黏膜下肌层 3 ～ 5mm 厚度作为内肌瓣。在拟保留的黏膜下肌层（内肌瓣）和浆肌层（外肌瓣）各划开一个椭圆形成一个同心圆，内外同心圆之间部分为需要切除的病灶。手指进入宫腔指示宫角部位，在宫底部位内肌层与病灶之间环形切开，于宫底部做冠状切口连接内外同心圆，切开外肌瓣与病灶之间组织，然后沿宫腔底部向两侧切开，切除宫底部病灶（图 4-9A ～ D）。

（2）宫颈内口以下病灶的去除方法：子宫黏膜及黏膜下肌层切口止于宫颈内口上方 1cm 处，在伸入颈管手指或器械的引导下于子宫颈前后壁肌层做横切口，保留黏膜下 3 ～ 5mm 厚度作为内肌瓣，延长子宫肌层与浆膜层纵切口至病灶最低点，如此保持了宫颈管黏膜的完整性（见图 4-4F$_1$、F$_2$）。

（3）子宫前后壁病灶大块切除：保留黏膜下肌层与浆肌层各 3 ～ 5mm 正常肌层，将子宫体病灶分 4 块切除（图 4-9E$_1$ ～ E$_4$）。

（4）子宫壁残余病灶切除：仔细触摸宫壁，切除所有可辨认的残余病灶（见图 4-6）。

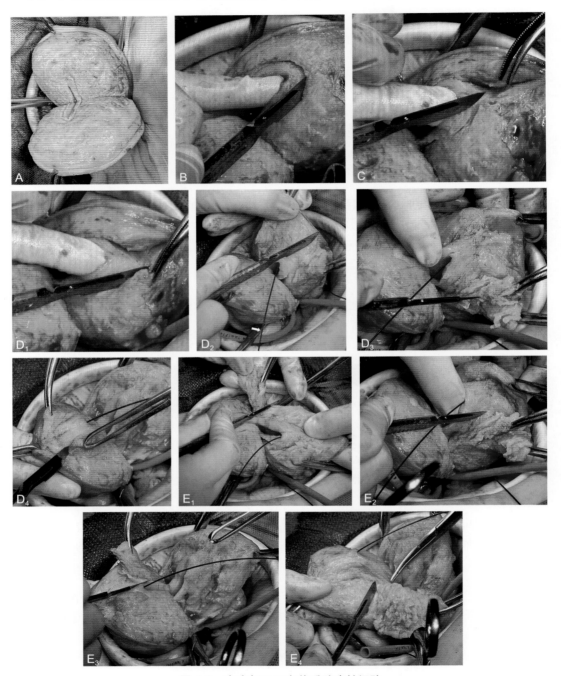

**图 4-9 宫底部及子宫前后壁病灶切除**

A. 在黏膜下肌层和浆肌层各保留 3 ~ 5mm 厚度做一个同心圆，两圆之间的部分为需要切除的病灶；B. 手指引导下环切宫底黏膜下肌层；C. 切开内外同心圆之间的宫底肌层；$D_1$ 向两侧分离，切开内肌瓣与病灶间组织；$D_2$ 在外肌瓣与病灶间分离切开，保持宫角部外肌瓣肌层完整；$D_3$ 切除宫角病灶；$D_4$ 同法切除对侧宫角病灶；$D_2$ 图中箭头所示为输卵管插管导丝。E. 切除子宫前后壁病灶。$E_1$ 切除右前壁病灶；$E_2$ 切除右后壁病灶；$E_3$ 切除左前壁病灶；$E_4$ 切除左后壁病灶

7. 缝扎肌层创面的血管及缝合多血管区　在确认彻底去除所有病变，开始重建子宫之前，需要缝扎切除病灶后 4 个间隙内靠近侧壁的多血管区（见图 4-7）和暴露于子宫创面的血管。首先，稍松开环扎子宫峡部的止血胶管，钳夹、缝扎创面的血管（图 4-10）。然后处理多血管区，该步骤的操作涉及闭合子宫壁内肌瓣与外肌瓣之间位于左前、左后、右前和右后的 4 个富含血管的区域。在这个过程中，缝针分别在多血管区的内外肌瓣进针和出针，并使缝线穿透肌层（图 4-11），在 4 个间隙的多血管区自下而上分别缝扎 3 ～ 4 针，以确保子宫侧壁多血管区内的子宫动脉分支被阻断（参见图 4-8 中子宫内血流分布示意图）。

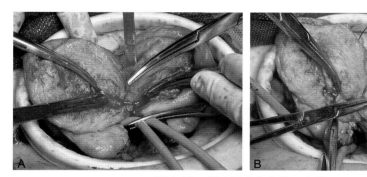

**图 4-10　钳夹缝合多血管区血管**

A. 松开子宫峡部环扎，钳夹多血管区出血点；B. 重新拉紧钳夹环扎子宫峡部的胶管，并缝扎多血管区血管断端

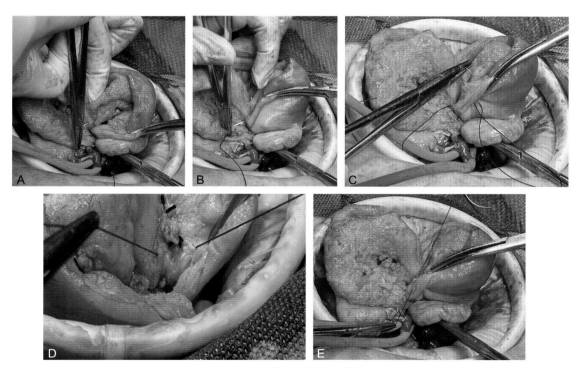

**图 4-11　缝合侧壁多血管区**

A. 内肌瓣侧进针；B. 在外肌瓣浆膜层出针；C. 出针处近旁进针，于外肌瓣的创面侧出针；D. 提起缝线两端，中间为多血管区子宫动脉上行支走行；E. 拉紧缝线打结，阻断子宫动脉主要分支

8. 关闭宫腔　使用 3-0 可吸收缝线间断缝合左右内肌瓣，使宫腔原位关闭（图 4-12）。缝合内肌层时，务必避免任何缝线穿透子宫内膜，以减少宫腔内膜瘢痕形成。

9. 缝合外肌瓣重建子宫　在子宫成型过程中，左右外肌瓣在中线部位相互重叠，重叠处上下的肌瓣分别被称为外肌瓣的外层（外层外肌瓣）和外肌瓣的内层（内层外肌瓣）（图 4-12B）。通过重叠两侧外肌瓣并用垂直褥式贯穿缝合将肌瓣固定，使子宫各肌瓣间紧密贴合，每针贯穿缝合的针脚之间的距离保持在 1cm 左右（图 4-13）。即使切除大块病灶后，外肌瓣很大、很薄或有孔洞时，也无须切掉肌瓣的任何部分，而是在缝合重叠的肌瓣时使较长的外肌瓣自身折叠或使其成皱褶状（图 4-14）。

10. 防粘连处理　成型子宫表面贴敷防粘连膜（如因特隙），防粘连处理（图 4-15）。

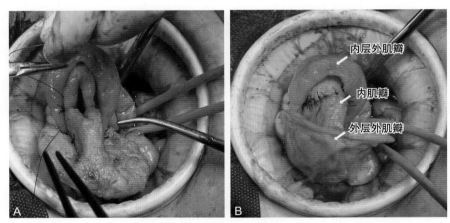

图 4-12　关闭宫腔
A. 缝线不穿透子宫内膜；B. 关闭宫腔后

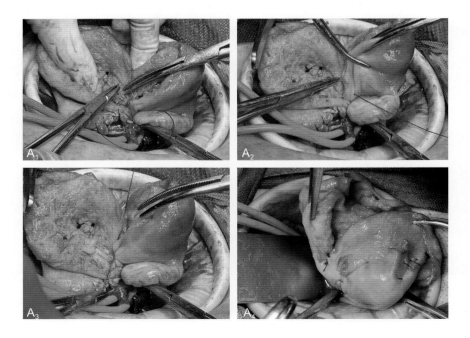

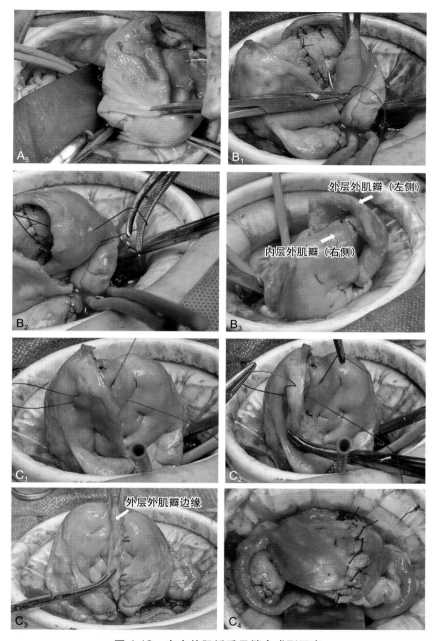

**图 4-13 左右外肌瓣重叠缝合成型子宫**

A. 缝合子宫纵切口基底部（纵切口靠近宫颈的一端）。$A_1$. 右后壁外肌瓣浆膜面进针；$A_2$. 于切口基底部内外肌瓣之间稍偏对侧部位出针；$A_3$. 拉紧缝线打结；$A_4$. 同法处理对侧，使双侧肌瓣基底部相互重叠固定；$A_5$. 外层外肌瓣覆盖于内层外肌瓣之上。B. 内外肌瓣之间以垂直褥式贯穿法缝合，使两层肌瓣间紧贴。$B_1$. 缝针从内肌瓣进出针（勿穿透内膜）；$B_2$. 外肌瓣的创面侧进针、浆膜面出针，再从其近旁进针、创面侧出针，拉紧缝线打结，如此缝合线贯穿内肌瓣的外侧肌层与外肌瓣的全层，使两层间紧密贴合；$B_3$. 每间隔 1cm 贯穿缝合一针，完成内层外肌瓣的缝合，此图右侧外肌瓣为内层外肌瓣，左侧为外层外肌瓣；C. 两侧外肌瓣重叠缝合。$C_1$. 同法采用垂直褥式贯穿缝合固定左侧内外肌瓣；$C_2$. 垂直褥式贯穿缝合两侧外肌瓣重叠部分，使两层间紧密贴合；$C_3$. 外层外肌瓣的边缘；$C_4$. 间断缝合外层外肌瓣边缘后完成子宫重建

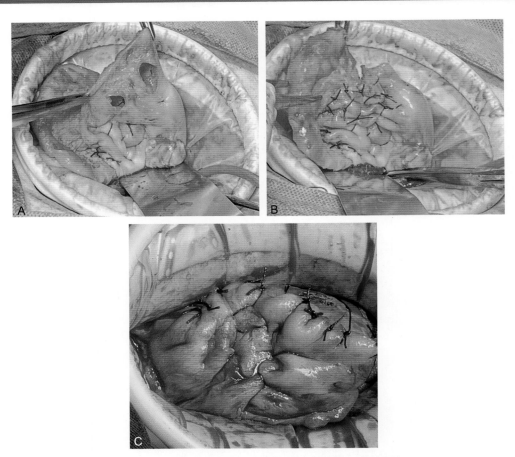

**图 4-14　巨块型 DAD 切除病灶后橘皮样缝合成型子宫**
A. 切除病灶后大而薄的肌瓣；B. 内层外肌瓣自身折叠（皱褶）缝合；C. 橘皮样缝合成型后的子宫

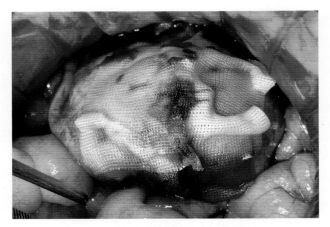

**图 4-15　重建子宫表面贴敷防粘连膜**

## 二、PUSH 手术的操作要求

PUSH 手术是一种创新的外科手术程序，旨在彻底去除 DAD 病灶，同时保护子宫的重要功能结构，以利于患者的症状缓解和妊娠。PUSH 手术操作技巧中关键的环节在于病灶去除和子宫重建。病灶去除：纵向切开子宫，确保切口与子宫腔的中线一致；进入子宫腔后，按 4 个象限即前壁和后壁的左右两部分，彻底切除全部病变；剩余的子宫肌肉组织分为两侧的内肌瓣和外肌瓣。子宫重建：间断缝合左右内肌瓣，关闭宫腔；通过垂直褥式贯穿缝合技术，将左右外肌瓣重叠固定，重建子宫；如果外肌瓣很大、很薄或有孔洞，需要在缝合重叠肌瓣时将较长的外肌瓣折叠或皱褶，以使肌壁达到安全厚度。

　　这种手术是一种重建性手术，与妇产科医师更常实施的破坏性手术不同。手术的成功更依赖于术者的技术，且因为 DAD 病灶具有高度异质性而增加了手术难度。术者不仅需要较长的学习曲线以具有娴熟的手术技巧，还需要有足够的耐心、细心和应变能力。在手术中，需要仔细地去除所有病灶，即使是遗留微小的病灶，都可能成为日后复发的根源；术者在彻底去除病变的同时，还需要尽可能地保留未受病变侵害的正常子宫组织，特别是当病变侵及浆膜或靠近子宫的黏膜时，哪怕是一小片组织，在接下来的子宫成型时都可能非常有用。最后，利用去除病变后剩余的肌层组织来重建子宫，需要科学合理地设计肌瓣的使用。

## 第二节　弥漫性子宫腺肌病 PUSH 手术对子宫重要功能结构的保存

　　在 PUSH 手术中，特别注重保护子宫的重要功能结构，包括宫颈管、子宫内膜、输卵管间质部和子宫肌层。手术过程中，着重保护宫颈管黏膜，尽量减少宫腔黏膜的损伤，并保护好输卵管间质部的解剖结构。同时，保持宫底部肌层的完整性，以及在子宫成型后，确保子宫肌层具有足够的厚度和抗压力。这些步骤旨在维护子宫的结构和功能完整，促进手术后患者的症状缓解和妊娠。

### 一、保持宫颈管黏膜的完整性

　　1. 子宫切口及宫颈病灶切除　为了彻底切除子宫肌层的弥漫性病变，涉及子宫浆膜层和肌层切口的末端必须达到病变的最低点，但为保持宫颈管黏膜的完整性，子宫黏膜及黏膜下肌层（内肌层）切口的末端应停留在距离宫颈内口上方 1cm 处。操作时，首先在子宫底部做纵行切口，切口从宫底部开始，沿着宫腔中线延伸至宫颈内口上方 1cm 处。切开子宫全肌层，将手指或器械经宫腔切口伸入子宫颈管，了解子宫颈管走向。延长子宫纵行切口，切开浆肌层，在子宫颈管内手指或器械的引导下向两侧分离外肌瓣并切除宫颈前后壁的病灶。这样，既能切除宫颈的病变，又能保持子宫颈管黏膜的完整性（图 4-16）。这种操作方法可以避免切开狭小的宫颈管后缝合困难，同时还能预防术后子宫颈管的粘连，特别是子宫颈管大块病灶型病例，更利于宫颈功能的保留（图 4-17）。

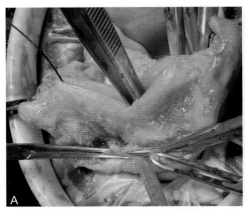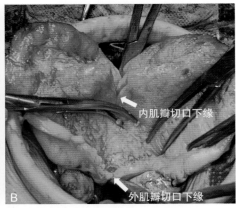

图 4-16　宫颈后壁病灶切除之后

A. 经宫腔伸入颈管内器械引导下切除宫颈后壁病灶；B. 黏膜及黏膜下肌层（内肌瓣）切口止于宫颈内口上方 1cm，浆肌层与肌壁切口达病灶下极

2. 切口基底部成型的缝合技巧　切除子宫壁间弥漫性病灶后，子宫纵行切口的内肌瓣切口短于外肌瓣切口。在切除宫颈周围病灶后，切口基底部即外肌瓣切口的末端，也就是宫颈部位的内外肌瓣之间会留下较大的空缺（图 4-17）。在这个位置，当缝合两侧的外肌瓣使之互相重叠时，用内层外肌瓣末端的肌肉填补这个空缺。缝针从该侧外肌瓣末端的浆膜面进针，穿过空隙的基底部，于基底部中点偏对侧出针，打结后，该侧外肌瓣末端填进基底部的空缺内（图 4-18A）。在宫颈部位病灶多，如图 4-18A 缝合内层外肌瓣后，将内层外肌瓣近基底部的边缘与外层外肌瓣的最内侧（即外层外肌瓣与内肌瓣的交界处）固定在一起（图 4-18B）。然后将对侧的外层外肌瓣末端与之重叠缝合固定在一起（图 4-18C）。通过这种方法，宫颈前后壁的内层外肌瓣与外层外肌瓣的基底部能够完美重叠，两层间紧密贴合，不留无效腔。

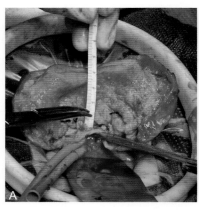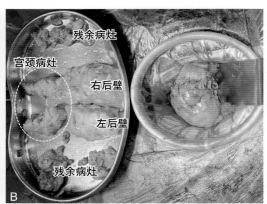

图 4-17　宫颈后壁大块病灶型

A. 切除病灶后内肌瓣切口短于外肌瓣切口 4cm，切口基底部内外肌瓣之间较大空缺；B. 成型后子宫与切除病灶标本

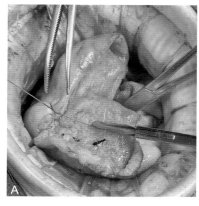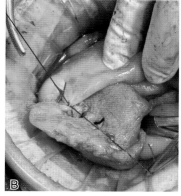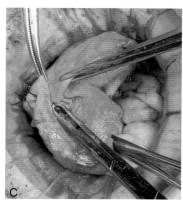

图 4-18　缝合切口基底部

A. 以内层外肌瓣末端肌肉填补切口基底部空缺。B. 缝针穿过内层外肌瓣的边缘经外层外肌瓣的最内侧（即外层外肌瓣与内肌瓣的交界处）穿出浆膜层，并将缝针在其近旁穿回，打结。如此即将内层外肌瓣的边缘与外层外肌瓣的最内侧固定在一起。C. 对侧外肌瓣重叠缝闭基底部

## 二、保护输卵管间质部解剖结构

1. 切除宫角部病灶的方法　在切除子宫角部病变时，必须小心避免损伤输卵管子宫开口和输卵管间质部管腔。首先，需要仔细探查输卵管在宫腔内的开口和输卵管子宫附着处的位置，判断输卵管间质部管腔的走行。其次，通过片削法分次薄片状削除子宫角部病变。当子宫角部病变较多并围绕输卵管间质部管腔的四周分布时，手术既要切除病灶，又不能误伤间质部输卵管。在这种情况下，除了通过输卵管宫腔开口和输卵管子宫附着处辨认输卵管间质部走行外，还需要使用心导管导丝（图 4-19）经宫腔或经输卵管伞端行输卵管插管（图 4-20）。术者在触摸到输卵管内导丝且准确确认间质部管腔位置的情况下，开始采用片削法以薄片状分次削除浆肌层下围绕输卵管间质部的病灶。对于位于输卵管间质部的下方、靠近子宫侧壁的病灶，可采用自下而上的片削法进行切除（图 4-21）。

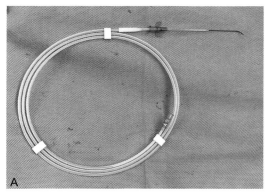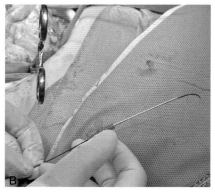

图 4-19　输卵管插管用导丝

A. 心脏介入导管的导丝套入 16 号留置针内；B. 以留置针配合心导管内的导丝进行输卵管插管

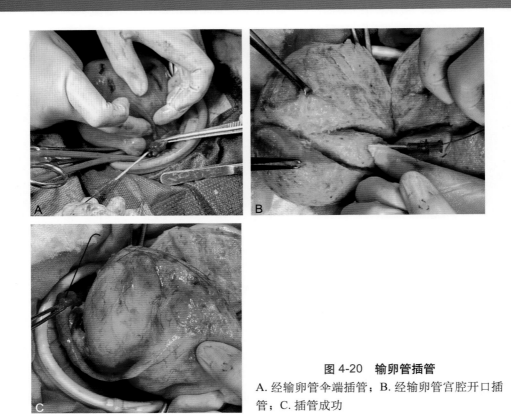

图 4-20  输卵管插管

A. 经输卵管伞端插管；B. 经输卵管宫腔开口插管；C. 插管成功

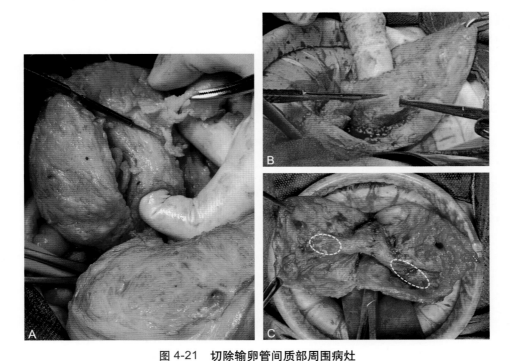

图 4-21  切除输卵管间质部周围病灶

A. 片削法切除病灶；B. 切除输卵管间质部下方病灶；C. 切除病灶后输卵管间质部游离，虚线内区域为游离的输卵管间质部

2.宫角部成型缝合技巧 采用垂直褥式缝合方法将近宫角部位的浆肌层与其下方相应部位的内肌瓣固定在一起（图 4-22），针距间隔 1cm。这样的缝合可以使宫角处的内外肌瓣间紧密贴合。然而，在宫角部病变围绕输卵管间质部管腔分布的情况下，结合上述插入输卵管导丝的方法切除病灶后，输卵管的间质部可能会被完全游离出来（图 4-21C）。如果仍然使用宫角部位的常规成型方法进行缝合，宫角处会被折叠，术后宫腔形状将呈筒状。为了避免这种情况，可以采用一种特殊的缝合技术，称为"戴帽子"。在这种缝合技术中，首先使用垂直褥式缝合将宫角部位的浆肌层固定在游离的输卵管间质部的顶端与前后壁。缝

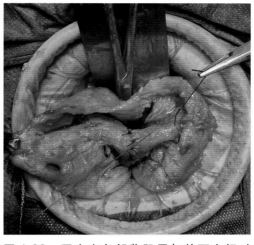

图 4-22 固定宫角部浆肌层与其下方相对应部位的内肌瓣

合后的宫角呈现出女性帽子形状，因此被称为"戴帽子"（图 4-23）。这样的缝合方法避免了因切除病灶而被游离了的输卵管间质部折叠，使术后宫腔保持正常的三角形形状，特别是保持了输卵管良好的通畅性（图 4-24）。

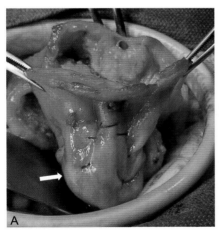

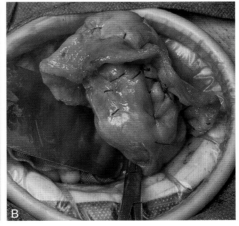

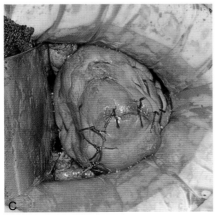

图 4-23 输卵管间质部病灶切除后"戴帽子"缝合
A.输卵管间质部内肌瓣与相邻外肌瓣缝合（箭头所示为右宫角处"戴帽子"缝合后）；B.双侧宫角"戴帽子"缝合后；C.子宫成型后

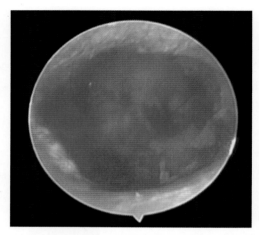

图 4-24 "戴帽子"缝合术后宫腔镜见宫腔形状为正常的倒三角形

## 三、保护宫腔黏膜少受损伤

1.**手术操作** 子宫重建的第一步是间断缝合左右内肌瓣,将宫腔闭合。在进行这层缝合时,必须确保缝线不穿过子宫内膜,以尽可能保护子宫内膜少受损伤(图 4-25)。如果缝线穿过子宫内膜,显露在宫腔内的缝线将充当纤维素附着的支架,在局部形成瘢痕,从而影响术后子宫内膜的修复(图 4-26)。

2.**子宫内膜病变时的内膜保护** 在 DAD 合并子宫内膜病变(如子宫内膜息肉、宫腔粘连)或子宫畸形(如子宫纵隔)等情况下,可以在手术中同时处理子宫内膜病变及进行子宫矫形。为了避免术后宫腔粘连,在关闭宫腔前经子宫切口放置水囊(图 4-27)。水囊内注入 2~3ml 生理盐水,其尾端经由宫颈置入阴道。患者术后第一次月经来潮时,水囊通常会自行脱落。如果水囊未能自行脱出,可以在窥阴器显露下剪断尾端,取出水囊。对于宫腔粘连高风险的患者,可以在手术后的第 2~3 个月于月经干净后进行宫腔镜检查,在镜下根据需要进行处理。

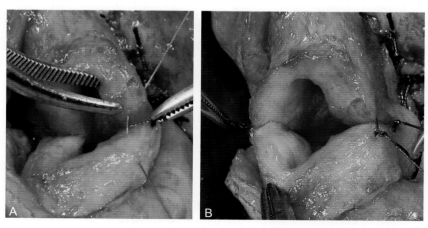

图 4-25 间断缝合内肌瓣关闭宫腔
A. 缝合内肌瓣的外 2/3,不穿透内膜;B. 缝合后黏膜面平整

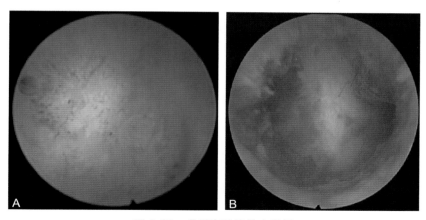

图 4-26　术后宫腔镜检查所见

A. 缝线不穿透子宫内膜术后宫腔镜见宫腔形态正常；B. 缝线穿透了子宫内膜术后宫腔镜见宫腔正中稍隆起、纤维化

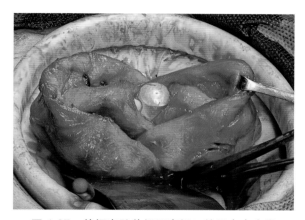

图 4-27　关闭宫腔前经子宫切口放置宫内水囊

对于合并有子宫内膜不典型增生的患者，不是 PUSH 手术的禁忌。术后需按照子宫内膜癌前病变治疗要求给予孕激素治疗逆转病变。

### 四、保持宫底至宫角部肌层的完整性

宫底部位肌层的完整性对于子宫能够承受妊娠所带来的宫腔压力的增加起着非常重要的作用。除了子宫进行纵切口对肌层的不可避免的破坏之外，PUSH 手术会保持宫底至宫角部位浆肌层的完整性（见图 4-12B）。即使在处理巨块型病变时，也会保留所有正常肌层组织，并通过缝合技术来解决外肌瓣过大或过薄的问题（见图 4-14）。当子宫成型完成后，其内肌瓣与相互重叠的左右外肌瓣的切口并不在同一平面，而是在肌瓣的创面与创面之间，这有利于肌层的修复。PUSH 团队所实施的该类手术中，有 3 例患者因特殊情况分别于术后 1 个月、3 年和 5 年接受了子宫切除术，病理学检查结果显示肌瓣的重叠部位在组织学上均已完全修复（图 4-28）。

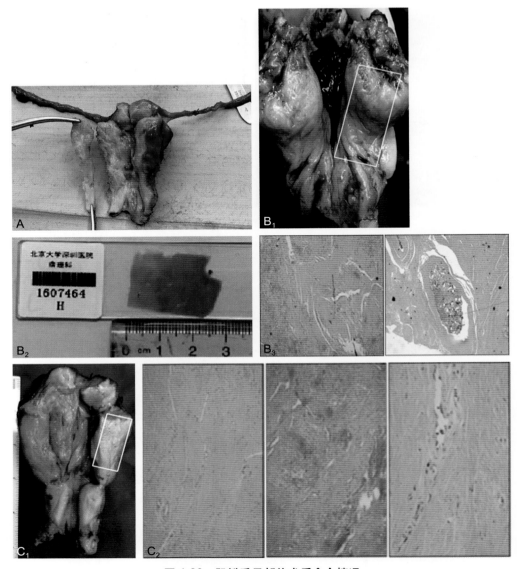

**图 4-28　肌瓣重叠部位术后愈合情况**

A. 前壁正中全层取材；B. 术后 1 个月因"动静脉瘘"切除子宫。$B_1$. 大体所见；$B_2$. 前壁全层取材的玻片；$B_3$. 镜下见重建子宫各层肌瓣间修复良好（10×，左图：重建肌层修复良好；右图：肌壁间小血管内混合血栓）；C. 术后 3 年因"子宫后壁腺肌瘤"切除子宫。$C_1$. 大体所见；$C_2$. 镜下子宫肌层修复完好，重建肌层间无纤维化、瘢痕、缝线反应及组织学上的浆膜成分（10×）

## 五、保持成型后子宫肌层足够的厚度与抗压力

在切除子宫腺肌病病变时，尽可能保持浆膜下肌层和黏膜下肌层的厚度达到 3mm。采用针间距离为 1cm 的垂直褥式贯穿缝合方法，将子宫的内外肌瓣及重叠的左右外肌瓣固定在一起。左右两侧外肌瓣，根据肌瓣大小自然重叠即可。但是，在保留肌瓣较好的情况下，两侧肌瓣重叠的宽度至少需要达到 1cm，并确保所有穿透肌层的缝线能够使肌瓣紧密贴合，以使成型后的子宫肌层达到至少 8mm 的安全厚度。然而，由于 DAD 病变的高度异质性，

常需对肌瓣成型子宫进行合理设计并采用特殊的缝合技巧。

1. 内肌层型与外肌层型子宫腺肌病  如前所述,在切除了子宫腺肌病变后,保留的内外肌瓣厚度为 3 ~ 5mm。然而,在不同类型的子宫腺肌病中,内肌瓣与外肌瓣的正常肌层厚度存在差异,因此能够保留的内肌瓣与外肌瓣的厚度也会有所不同。

(1) 内肌层型 DAD:这一类型肌层内的病变可能源于子宫内膜的内陷。切除病变后,内肌瓣很薄,可观察到内肌瓣表面病灶通向宫腔,存在小孔与子宫内膜相通。在极少数情况下,甚至可以看到多个散在通向子宫内膜的小孔 (图 4-29)。在这种情况下,完全切除病变后,内肌瓣的厚度可能仅剩 1 ~ 2mm。幸运的是,这种类型病变,子宫的外肌瓣通常具有较厚的正常肌层,可用来弥补内肌瓣的薄弱,从而确保成型后的子宫肌层达到 8mm 的安全厚度。

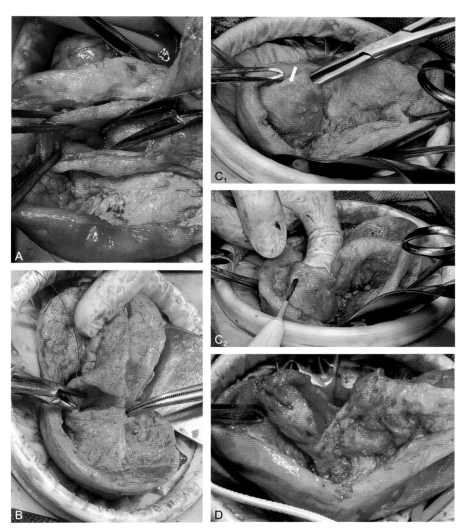

**图 4-29  内肌层型 DAD 外肌瓣有较厚的正常肌层,但黏膜下仅存薄层正常肌层**

A. 黏膜下肌层病灶连通宫腔,黏膜面见紫蓝色病灶;B. 子宫腔面不平,见异形血管与瘢痕样改变;$C_1$. 子宫黏膜内陷达黏膜下肌层 (箭头所示);$C_2$. 电灼破坏穿透浅肌层的异位子宫内膜病灶;D. 多个黏膜下肌层病灶与宫腔相通,内肌层表面布满与宫腔相通的异位病灶

（2）外肌层型 DAD：在这种类型的病变中，部分病灶直达浆肌层（图 4-30A）。在此情况下，切除病变后剩余的外肌瓣可能会非常薄，甚至有的部位薄如纸且可能出现多处破损（图 4-30B）。然而，这种类型的病变中子宫的黏膜下肌层通常受累较轻，可以通过黏膜和黏膜下肌层小切口，用手指经小切口伸入宫腔内引导，并以片切的方式切除内肌层病变，以保持内肌层的前后壁完整（图 4-30C）。尽管外肌瓣又大又薄，存在多处破损，但由于内肌层是完整的，而使重建的子宫壁具有足够的耐压力。在成型时，对于大而薄的外肌瓣，通过自身折叠或让肌瓣呈皱褶状，经垂直褥式贯穿缝合使肌瓣间紧贴，子宫的表面呈现橘皮样（见图 4-14C），从而增加成型子宫肌层的厚度。这样，即使部分过薄的外肌瓣如纸一般薄，成型后子宫也能达到安全的厚度（图 4-30D）。

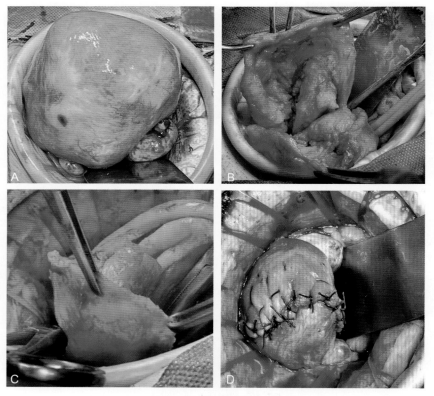

图 4-30　外肌层型 DAD

A. 子宫大体所见；B. 切除病灶后大而薄的外肌瓣；C. 黏膜与黏膜下肌层小切口切除肌层病灶后；D. 外肌层型 DAD 成型后子宫

2.病灶主要存在于子宫前壁或后壁　切除病灶后，子宫前壁或后壁剩余的肌瓣过多且薄，致子宫成型困难。在这种情况下，切除多余的肌瓣会使子宫成型变得非常容易，但是这样做将破坏肌瓣的完整性，增加妊娠子宫破裂的风险，也不符合重建性手术的尽可能保留正常组织的原则。遇此情况，可对肌瓣过多的一侧做自身折叠缝合，并选择将较好的一侧肌瓣放在重塑子宫的外面（见图 4-14B）。

3. 子宫后峡部病灶去除后剩余肌瓣过少 DAD 合并盆腔子宫内膜异位症常见累及子宫后峡部，病变涉及局部肌层全层。此类情况，切除病灶后子宫后峡部剩余外肌瓣过少，难以重叠，甚至两侧肌瓣均达不到中线（图 4-31A）。遇此情况的解决方案：第一，子宫后壁黏膜与黏膜下肌层（内肌瓣）的切口可终止于子宫后峡部浆膜层病灶的上方，手指探入宫腔引导切除子宫后峡部病灶，并尽可能保持内肌瓣厚一些，这样保护子宫后峡部上方的内肌层的完整性，弥补外肌层的薄弱；第二，可将子宫后峡部剩余过少的外肌瓣稍向两侧游离，使左右外肌瓣达到能够相互重叠的宽度。当宫颈后壁病灶位置较低时，可放松宫颈峡部环扎止血胶管，上提止血胶管两端，便于显露宫颈后方手术野，同时上提的止血胶管可继续压迫子宫动脉以减少出血（图 4-31B 和 C）。该类型病变外肌层通常较薄，而黏膜下则有较厚的正常肌层，将内肌层切口停留在宫颈内口上方，并保留较厚的内肌瓣，可弥补局部外肌瓣过薄的缺陷。

4. 巨块型子宫腺肌病 对于子宫增大至超过妊娠 14 周大小的巨块型子宫腺肌病的患者，在手术前需要进行为期 3 ～ 6 个月的 GnRHa 治疗，以缩小病灶，有利于切除病变并进行子宫重建。

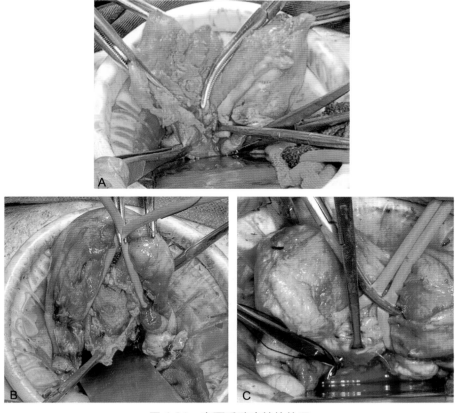

**图 4-31 宫颈后壁病灶的处理**

A. 宫颈后壁病灶径线 6cm，病灶下极伸入阴道直肠隔内，切除病灶后子宫（后视图）；B. 松开并上提环扎宫颈峡部的胶管，压迫止血同时显露宫颈后方手术野；C. 缝合子宫颈后方切口

## 第三节 弥漫性子宫腺肌病 PUSH 手术的难点与对策

### 一、切口位置的选择

1. 子宫外形改变严重　在子宫外形改变严重的情况下，首先要确定左右输卵管在子宫的附着点和子宫圆韧带根部的位置。然后，确认子宫底部的中点作为纵向切口的起点，确保切口处于子宫腔的中线位置。这样的切口选择能够确保切口从中线进入宫腔，以免增加后续操作困难。

2. 两侧或前后壁明显不对称　当子宫两侧或前后壁明显不对称时，同样要明确定位左右输卵管的附着点和子宫圆韧带在子宫的连接点。然后，找到子宫底部的中点作为纵向切口的起点，确保切口位置处于子宫腔的中线位置后，术者以手指触摸宫颈的位置，以此引导切口方向。通过这种方式，可以确保切口从子宫的正中进入宫腔，特别是在子宫两侧不对称时，更要注意避免纵形切开子宫时切口偏向宫腔的一侧（图4-32A），以利于后续的手术操作。

3. 合并腺肌瘤或子宫肌瘤压迫宫腔　在合并腺肌瘤或子宫肌瘤压迫宫腔的情况下，单纯依靠确定左右输卵管的附着点和子宫圆韧带的连接点来确认子宫底部的中点作为纵向切口的起点是不够的。在这种情况下，切口的选择需要综合考虑肌瘤或腺肌瘤的位置和大小，据此调整子宫切口的切入点，以适应肿瘤压迫引起的子宫形态改变。如果为宫底部位较大的肌瘤或腺肌瘤可以在进入宫腔前先行剥出（图4-32B～E），以确保从中线切开子宫。

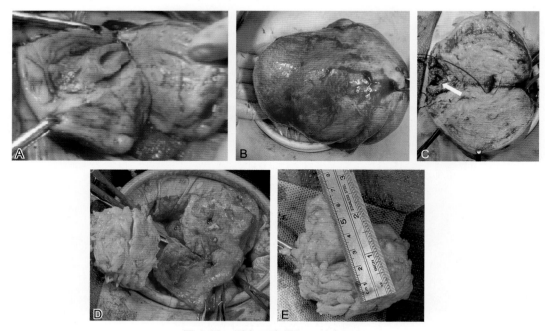

**图 4-32　避免子宫纵切口偏向一侧**

A. 纵行剖开子宫时，切口偏向宫腔的一侧。B～E. 前壁峡部腺肌瘤。B. 子宫外形；C. 切除腺肌瘤后剖开子宫（图中箭头所示为切除腺肌瘤后残腔）；D. 切除病灶后的子宫及腺肌瘤；E. 长径 7cm 的腺肌瘤标本

以上策略和对策能够应对在 PUSH 手术中可能遇到的子宫切口选择的困难情况，确保手术顺利进行，最大限度地保留子宫的功能和结构。

## 二、特殊部位病灶

特殊部位病灶的处理需要精细的操作技巧，以下是处理这些情况的具体方法。

1. 病灶包绕输卵管间质部或侵及输卵管壁

（1）定位和保留输卵管间质部：首先，需要通过插入导丝并触摸导丝来准确定位输卵管间质部管腔位置。保留宫角部肌壁的柔软部分，特别是含有穿过子宫角部肌层的输卵管的区域。在切除病灶时，应使用片切法小心地逐片切除变硬的病灶，以免损伤肌层内的输卵管管腔。这种方法可避免误伤输卵管，确保手术的准确性和安全性。

（2）用"戴帽子"方法固定输卵管间质部：如果病变包围了输卵管间质部，切除宫角部围绕输卵管的病灶后，剩余的输卵管间质部即被完全游离。在这种情况下，采用"戴帽子"的缝合方法，固定周围的外肌瓣，以保持子宫角部的正常解剖结构（见图 4-23）。这样确保了子宫角部宫腔的正常形态和输卵管间质部管腔的通畅性，维持了输卵管的正常功能。

（3）显微镜下输卵管手术：病变侵及了输卵管全层，甚至导致管腔完全闭塞，可以进行显微镜下的输卵管吻合术。若输卵管腔闭塞位于间质部（子宫角肌层内），可于外肌层下方切除病变段的间质部输卵管，然后进行显微输卵管吻合术，恢复输卵管的通畅性（图 4-33）。若子宫角部位病变向输卵管肌层延伸，侵及输卵管子宫结合部的外侧（输卵管峡部），需要通过输卵管伞端注入液体来确认管腔通畅性。然后，插入输卵管导丝以确定病变与管腔的关系。如果输卵管通畅，可以在手术显微镜下切开浆膜层，小心地去除病灶（图 4-34）。若输卵管管腔完全闭塞，切除闭塞段的病变输卵管，并进行输卵管端 - 端显微吻合术（图 4-35A ～ C）。个别情况下，病变涉及输卵管间质部的整个长度，导致管腔阻塞，并波及宫角部位全肌层。在这种情况下，无法保留输卵管间质部，因此需要连同间质部输卵管一起切除宫角部位的全部病变。随后，将宫角部的外肌层与内肌层进行缝合固定，重建宫角部（图 4-35D）。

以上显微操作需要在放大 2 倍以上的手术显微镜下进行，以确保操作的精确性和安全性。这些方法的选择应该根据具体病变的位置、范围和患者的生育需求等个体情况进行决策，以保障手术的成功和患者的健康。

2. 子宫侧壁弥漫病灶致子宫前后壁病灶贯通　在处理 DAD 病变侵及全子宫并累及子宫侧壁致使前壁与后壁病灶贯通的特殊情况时，需要采取以下步骤。

（1）定位病灶位置：在手术前，通过影像学检查准确确定病变在子宫前后壁及侧壁的范围。术中触摸双侧子宫侧壁，明确是否存在侧壁病灶致使前后壁病变贯通的情况。

（2）保留侧壁肌肉组织：在切除病变时，需要根据具体情况选择切除病变并保留少许侧壁肌肉组织，使得内外肌瓣之间在侧壁有部分组织相连接。对于子宫侧壁病变严重的病例，即使保留的侧壁肌肉组织很薄弱，或者残留的组织呈开窗或筛孔状（图 4-36）以保持内外瓣之间的连接，都有益于保持成型子宫的形态和功能。

　　（3）避免伤及宫旁血管及器官：在切除侧壁病灶时，需要特别小心，避免损伤子宫侧壁上的子宫动脉分支。如果在切除病灶后发现血管断端，需要及时并彻底地缝扎所有可见的血管。同时，还需要特别注意偶有子宫病灶延续至宫旁的阔韧带与子宫动脉周围的情况，避免伤及宫旁的血管和输尿管等其他器官（图 4-37）。

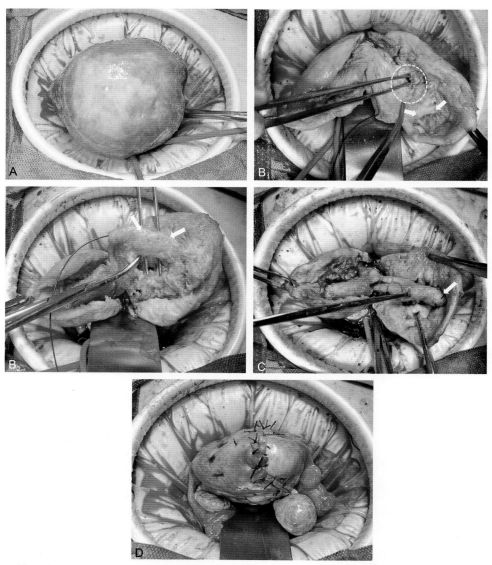

**图 4-33　输卵管间质部周围病灶侵及输卵管管壁，管腔闭塞。切除病变段输卵管，在宫角部外肌瓣内侧行输卵管吻合术**

A. 子宫外形；$B_1$. 右侧壁病灶向上蔓延至输卵管间质部，插管显示输卵管间质部管腔闭塞（虚线所示为侧壁病灶，两箭头之间为输卵管间质部闭锁段）；$B_2$. 切除侧壁病灶，游离闭塞段输卵管（两箭头之间）；C. 切除闭塞段，找到闭塞段两侧管腔后，在外肌瓣内侧行间质部输卵管端 - 端吻合（箭头所示为吻合口）；D. 成型后子宫

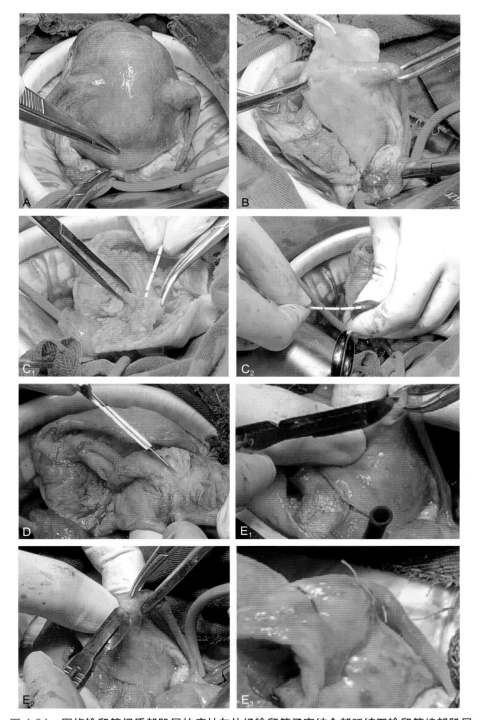

**图 4-34　围绕输卵管间质部肌层的病灶向外经输卵管子宫结合部延续至输卵管峡部肌层**

A. 子宫外形，见右侧输卵管子宫结合部以外增粗；B. 输卵管子宫结合部至峡部增粗；$C_1$ 经宫腔插管注入亚甲蓝液，液体反流，示输卵管不通或不畅；$C_2$ 经输卵管伞端插管注入亚甲蓝液，见输卵管宫腔开口有亚甲蓝液流出，加压通液后亚甲蓝液流出通畅；D. 片削法剔除输卵管间质部周围病灶；$E_1$ 和 $E_2$. 于输卵管峡部病灶部位的游离缘沿长轴切开浆膜层，切除输卵管肌壁间病变；$E_3$. 缝合输卵管浆膜层

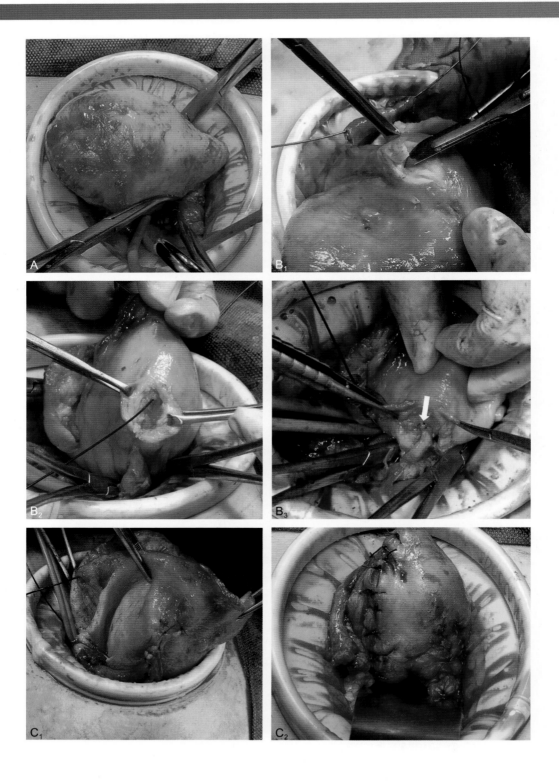

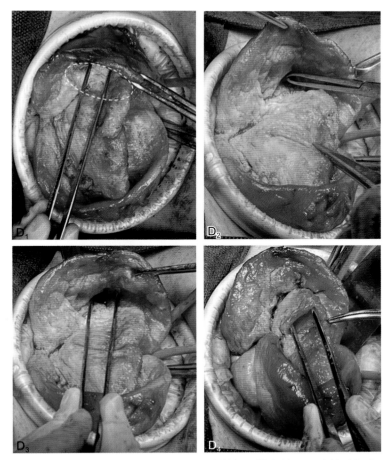

**图 4-35 子宫角部输卵管间质部周围病灶侵及输卵管肌层致管腔闭塞**

A ~ C. 间质部病变侵及输卵管子宫结合部，管腔闭塞。切除病变段输卵管，宫角部输卵管吻合。A. 子宫外形见右侧宫角至输卵管子宫结合部明显隆起；$B_1$. 经输卵管伞端插管，找到闭塞段外侧管腔，切除输卵管子宫结合部病灶；$B_2$. 切除闭塞段病灶后经宫腔插管找到输卵管间质部管腔；$B_3$. 于宫角部位行输卵管端 - 端吻合（箭头所示为吻合口）；$C_1$. 缝合吻合口外浆膜层；$C_2$. 子宫成型后。D. 右侧输卵管间质部完全闭塞，于外肌瓣内侧连同输卵管间质部一起切除右宫角病变。$D_1$. 右宫角输卵管间质部周围病灶与侧壁连接成块，右侧输卵管间质部管腔完全闭塞；$D_2$ 和 $D_3$. 连同输卵管间质部一起切除右宫角与侧壁病灶，切除病灶后右宫角及侧壁内外肌瓣完全分开；$D_4$. 缝合固定右侧壁和宫角部内外肌瓣之后

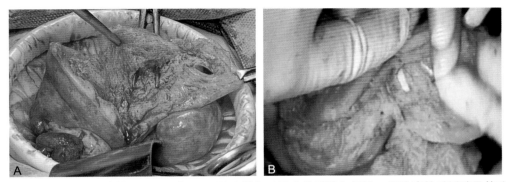

**图 4-36 子宫前后壁病灶贯通（A 和 B），即病灶侵及子宫前后壁与侧壁，切除病灶后侧壁呈筛孔状**

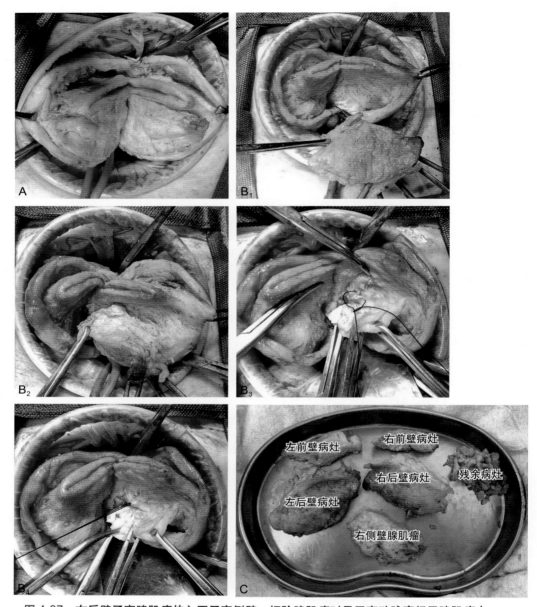

**图 4-37　右后壁子宫腺肌瘤伸入至子宫侧壁，切除腺肌瘤时见子宫动脉穿行于腺肌瘤内**

A. 剖开子宫见后壁病灶（前壁病灶已切除）；$B_1$. 切除后壁大块病灶，发现右后壁腺肌瘤部分伸入至侧壁内；$B_2$. 继续切除右后壁伸入侧壁内的腺肌瘤；$B_3$. 见穿行于腺肌瘤内的子宫动脉上行支断端；$B_4$. 结扎子宫动脉上行支；C. 切除的病灶：大块切除左右侧前后壁病灶、右后壁腺肌瘤及残余病灶

　　（4）根据病变程度选择切除方法：如果侧壁病灶非常严重难以保留组织，可以考虑完全切除一侧侧壁病灶，尤其是在单侧侧壁受累较重的情况下。这种情况，即使单侧前壁与后壁的内外肌瓣间的腔隙完全贯通（图 4-35$D_1$～$D_3$），也不会影响成型后子宫肌层的血供。然而，如果双侧子宫侧壁肌层受累，则需要在病变较轻的一侧设法保留部分侧壁子宫肌层，即使保留的肌层很薄、多处破洞或呈筛孔状。需要强调的是，子宫成型时要注意恢复子宫侧壁

的正常解剖关系（图 4-35D₄）。

以上操作步骤需要在临床实践中结合具体病例，由经验丰富的医师根据患者的情况进行判断和操作，以保障手术的成功和患者的安全。在手术过程中，细致入微的操作和考虑全面的策略将有助于最大限度地保护患者的健康。

3. 子宫峡部侧壁病灶向外延伸包绕子宫动脉　当子宫峡部侧壁病灶向外延伸并包绕子宫动脉时，及时识别并保持手术操作的谨慎和小心至关重要。术中医师往往认为是在子宫内的肌层进行手术操作，而未能察觉到病变已经延伸至宫旁组织，手术实际操作部位已经脱离了子宫内部（图 4-38）。如果未能及时识别这一情况，可能会导致严重的大出血和组织损伤。为了保护子宫动脉，可以采取以下措施。

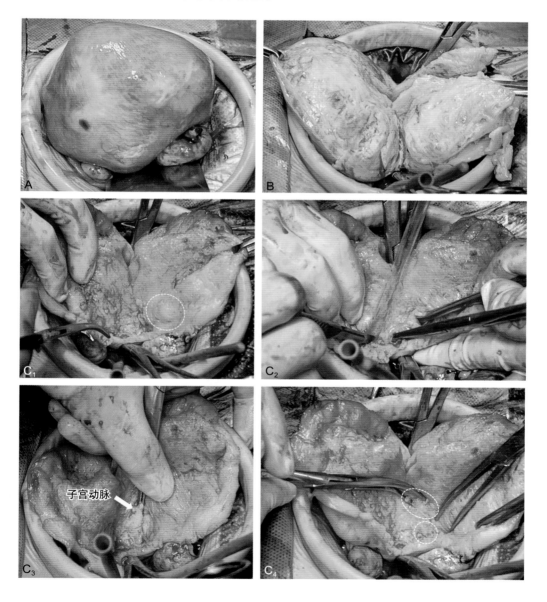

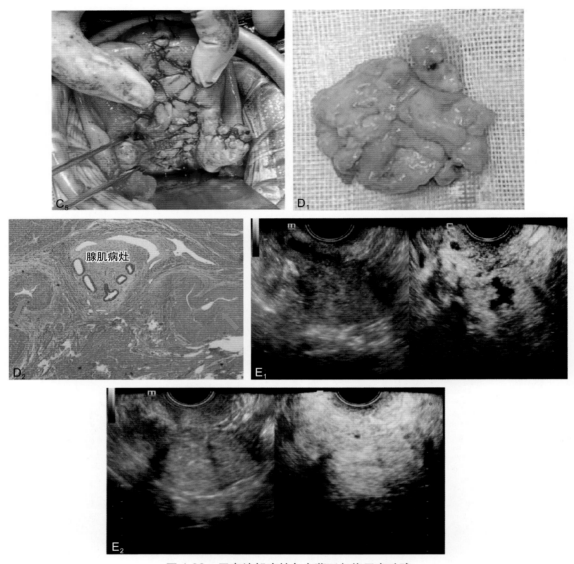

**图 4-38  子宫峡部病灶向右蔓延包绕子宫动脉**

A. 子宫外形。B. 子宫剖面以后壁病灶为主。$C_1$. 切除大块病灶后见右峡部直径约 3cm 团块状病灶；$C_2$. 分离切除病灶；$C_3$. 切除至该部位病灶外侧时见病灶突向子宫侧壁，包绕子宫动脉（箭头所示）（参见图 4-8：子宫动脉分支走行模式图），子宫动脉管壁增厚成团；$C_4$. 切除病灶后裸露的子宫血管断端（虚线圈内）；$C_5$. 成型后子宫；D. 切除之包绕子宫动脉的病灶及成团的动脉血管；$D_1$. 病灶侵及右侧子宫动脉周围，动脉管壁增厚成团；$D_2$. 病理可见动脉管壁平滑肌显著增厚，管腔几近闭塞（箭头处）（10×）。E. PUSH 术后静脉造影。$E_1$. 术后 2 个月静脉子宫造影示子宫后壁偏右侧近浆膜层 18mm×15mm×11mm 不规则充盈缺损区；$E_2$. 术后 8 个月复查静脉子宫造影示子宫肌层充盈，缺损区消失，子宫充盈良好

（1）精细操作：手术医师应该进行非常细致的操作，确保在切除病灶的过程中避免误伤子宫动脉。主刀医师和助手必须密切配合，确保手术区域得到充分的显露，从而帮助术者更清晰地观察到手术区域的解剖结构，减少手术风险。

（2）结扎血管：如果病灶紧密地包绕在子宫动脉周围，甚至侵犯到子宫动脉本身，医师可以选择切除病变的同时处理血管，这包括夹住动脉以暂时封闭之，在切除了病变之后再仔细解剖和缝合破损的血管。这种方法可以有效地避免在手术中大量出血，同时保护子宫动脉的完整性。

（3）保持清晰的术野：维持手术区域的清晰视野非常重要。使用吸引器、冲洗器等设备保持手术区域干净，有助于医师更容易地辨认和保护子宫动脉。

（4）充分准备：在手术之前，医师应该充分了解患者的病情，包括进行详尽的盆腔三合诊检查以了解病变的具体部位和可能涉及宫旁血管的情况。在手术中进入腹腔后，医师应仔细探查子宫，触摸是否存在宫旁病灶。这种做法可以让医师在手术中更有针对性地保护重要结构，如子宫动脉。

总之，精细操作、结扎血管、保持清晰术野及充分准备是在处理子宫峡部侧壁病灶时保护子宫动脉的关键步骤。这些措施将有助于确保手术的成功和患者的安全。

4. 病灶延伸入子宫韧带　病变侵犯子宫韧带时，将为彻底切除病变及随后的子宫成型带来挑战（图 4-39）。圆韧带和固有韧带内病灶切除后可能使宫旁组织失去正常结构；阔韧带内病灶的切除易伤及宫旁血管丛；骶韧带和主韧带内病灶切除则可能导致直肠、膀胱或输尿管损伤，并可伤及盆底血管丛。在处理这种情况时，医师可以采取以下措施：

（1）精细解剖：当子宫病变延续至连接子宫的韧带内时，韧带局部可能增粗变硬。在手术切除子宫韧带内病灶的过程中，医师必须首先明确解剖结构，清晰地辨认病变韧带与子宫的交界，以及是否侵及周围器官。

（2）恢复韧带结构：切除韧带内病灶时需谨慎。对于圆韧带、固有韧带内病变，如果病变部位的浆膜层完整，韧带内病灶可以和与之相延续的子宫外肌层病变一起剜除，去除病灶后在韧带内环形缝合，恢复韧带与子宫的正常关系，以及子宫韧带与周围组织的关系。

（3）彻底切除病灶及保护邻近组织器官：病变部分必须被彻底切除，以确保术后不再复发。对于宫颈骶韧带内病灶，切除病灶前，需游离病灶内侧的直肠间隙，若为主韧带内病灶则需要将病灶与膀胱和输尿管之间分离清楚，以避免造成器官损伤。

在处理病灶延伸至子宫韧带的情况时，医师的经验和技术将起到关键作用。只有在精细解剖、恢复韧带结构、彻底切除病灶并保护周围组织免受损伤等方面做好全面准备，手术才能够取得成功。

5. 宫颈病灶过深过宽　在病灶侵及宫颈且范围较大的情况下，手术必须精确无误且极为谨慎。为确保病灶切除并避免出血，需依次执行以下步骤。

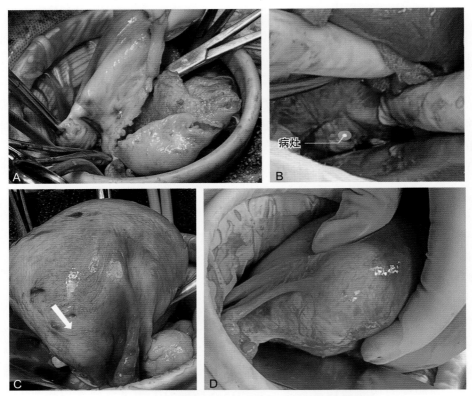

图 4-39　子宫壁间弥漫性病变延续至子宫韧带内

A. 壁间病灶蔓延至左侧固有韧带内；B. 病灶侵及骶韧带；C. 病灶侵及圆韧带（箭头所示为增粗的圆韧带）；D. 病灶侵及左侧阔韧带

（1）松开子宫峡部环扎并用血管钳提起环扎止血胶管两端：松开子宫峡部的环扎，才能进行对宫颈管的操作。为避免出血，在松开子宫峡部的环扎后，用血管钳在原来钳夹的部位之外 2cm 处夹住止血胶管的两端，并由助手向后向上提起（见图 4-31B 和 C）。这个步骤可以继续压迫两侧的子宫血管，防止出血，同时也有助于显露宫颈后方的术野。

（2）切除宫颈病灶：由于子宫内肌瓣上的切口止于宫颈内口上方 1cm 处，医师只能通过子宫切口将手指或器械伸入宫颈管，然后在手指或器械的引导下，分别切除宫颈管前壁与后壁的病变。这一步骤必须确保彻底切除宫颈病变并保持宫颈管黏膜的完整性（见图 4-16）。

（3）妥善处理暴露的血管：仔细检查宫颈内创面的两侧是否有暴露的血管，钳夹并缝扎所有可见血管断端，确保所有可能的出血都得到了妥善处理（图 4-40）。

在这个手术过程中，医师需要高度专注、极为小心，并且具备丰富的经验。只有在保持

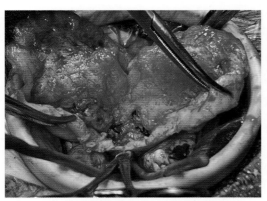

图 4-40　切除宫颈病灶后缝扎子宫动脉下行支

清晰视野、避免出血的同时进行精细操作才能够成功完成宫颈部位的手术。

6. 病灶延伸入直肠阴道间隙和膀胱阴道间隙 当病灶沿着宫颈的肌层延伸至直肠阴道间隙或膀胱阴道间隙时，手术操作变得非常困难。在彻底切除病变的同时，又必须避免损伤周围脏器。手术操作类似于前述宫颈管弥漫病灶的切除方法，医师需通过手指或器械经子宫切口伸入颈管，小心翼翼地切除延伸至直肠阴道间隙（图 4-41）和膀胱阴道间隙的病灶（图 4-42）。随后，通过环形缝合将间隙闭合，务必注意不留下任何无效腔。在整个手术过程中，特别需要保护周围脏器，以避免手术副损伤。

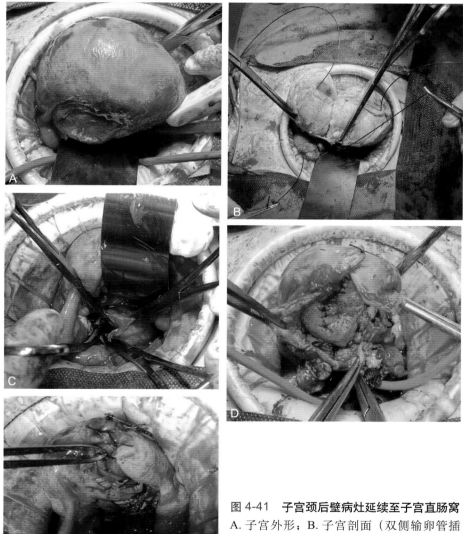

**图 4-41　子宫颈后壁病灶延续至子宫直肠窝**
A. 子宫外形；B. 子宫剖面（双侧输卵管插管）；C. 子宫颈后壁病灶向下延续至子宫直肠窝；D. 切除子宫颈后壁病灶后；E. 子宫成型后后壁切口缝线达子宫直肠窝

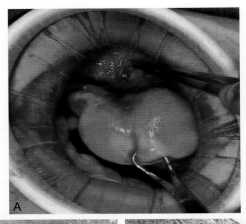

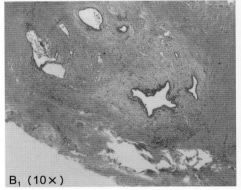

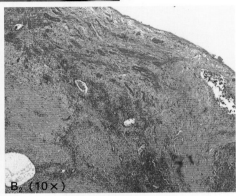

图 4-42　腺肌病病灶侵及膀胱壁

A. 游离膀胱后行部分膀胱切除术。B. 病灶侵及膀胱病理。$B_1$. 子宫膀胱间隙的子宫面见异位的子宫内膜；$B_2$. 膀胱子宫间隙的膀胱面见感染、出血区域有灶性出血及含铁血黄素沉积

### 三、典型类型弥漫性子宫腺肌病 PUSH 手术全过程

以下为典型的外肌层病变型、内肌层病变型与巨块型 DAD 的 PUSH 手术的全过程。

## 病例一：外肌层病变型 DAD（图 4-43）

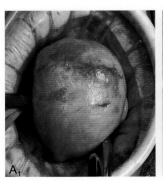

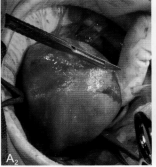

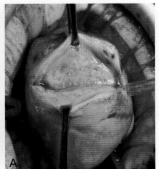

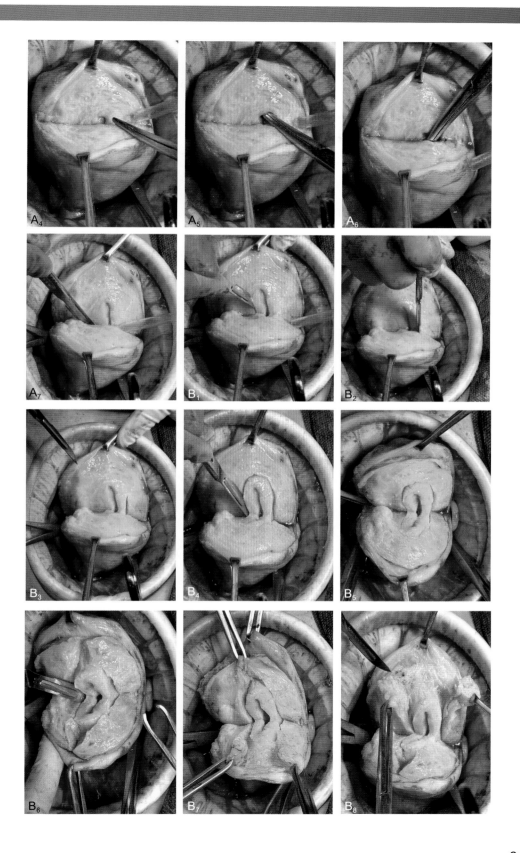

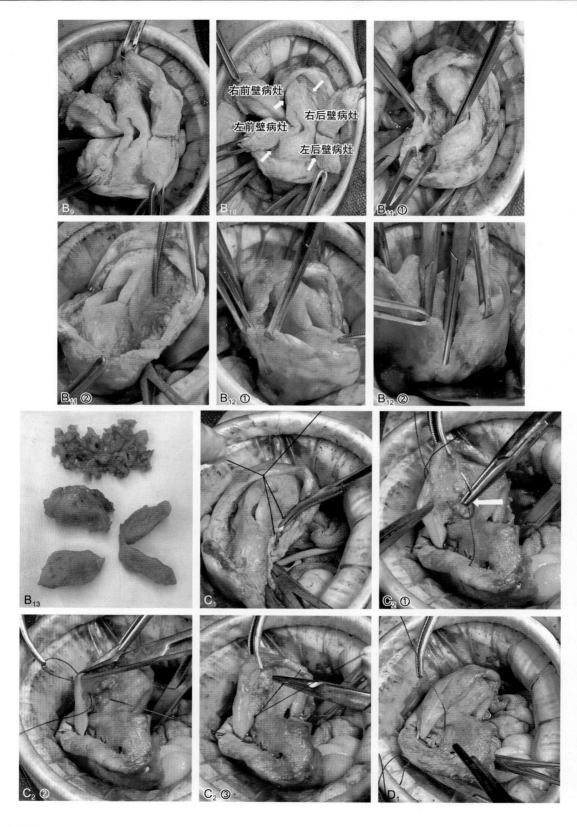

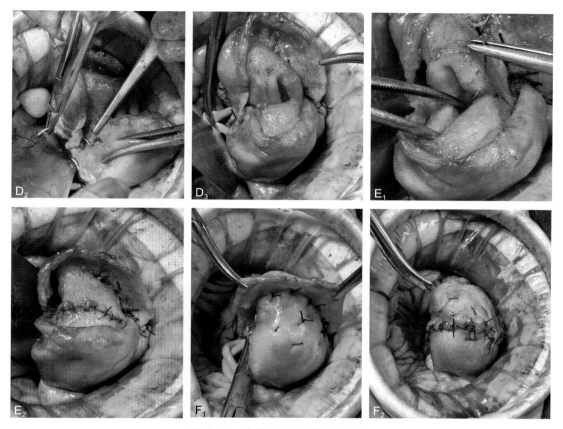

图 4-43　外肌层 DAD 的手术方法

A. 切开子宫全层，进入宫腔并探查。A₁. 子宫外形；A₂. 选择切口；A₃. 纵行切开子宫肌层；A₄. 进入宫腔；A₅. 探查右侧宫角；A₆. 探查左侧宫角及宫颈内口位置；A₇. 延长子宫纵切口至切开黏膜 2cm。B. 处理子宫前后壁病灶。B₁. 沿宫腔方向保留 5mm 内肌瓣厚度做后壁切口；B₂. 沿宫腔方向保留 5mm 内肌瓣厚度做前壁切口；B₃. 延长子宫肌层前后壁纵切口至病灶最低点；B₄. 环绕宫腔延长前后壁黏膜下肌层切口；B₅. 保留浆肌层 3 ～ 5mm 绕宫底部做环形切口至此黏膜下肌层切口与浆肌层切口形成同心圆；B₆. 于宫底部做横行切口连接同心圆；B₇. 向子宫前后壁延长宫底部横切口，解剖宫底部位，保留内肌层 5mm；B₈. 与 B₇ 同法处理对侧宫底；B₉. 保留内肌瓣 5mm 厚度沿子宫腔方向切开子宫前后壁，深达子宫侧壁水平；B₁₀. 继续切开侧壁，分 4 块切除子宫病灶（左前、右前、左后、右后），切除病灶后，留有 4 个腔隙（箭头所示）；B₁₁. ①②切除病灶后，外肌瓣见多处紫蓝色腺肌病病灶；B₁₂. 彻底剔除病灶后，外肌瓣极薄：①右后侧外肌瓣；②子宫后峡部外肌瓣；B₁₃. 切除的病灶：4 大块及剔除的残余病灶。C. 止血措施。C₁. 钳夹结扎内外肌瓣上显露的血管断端；C₂. 双侧外肌瓣交叉重叠缝合前后壁切口基底部后贯穿缝合子宫侧壁 4 个腔隙的多血管区：①自右前壁内肌瓣的创面（箭头所示）侧进针贯穿浆膜层，自外肌瓣侧出针后，于近旁回针至外肌瓣创面侧；②拉紧缝线；③打结，缝闭右前壁子宫动脉上行支，于其上方间隔 1 ～ 2cm 继续缝合 1 ～ 2 针；同法处理左前及左、右后腔隙；松开子宫峡部环扎，钳夹缝合出血点，再次环扎子宫峡部。D. 处理外肌瓣纵切口基底部（最低点）。D₁. 左右外肌瓣交叉重叠缝合前壁基底部；D₂. 同法缝合后壁基底部；此例外肌层病变型 DAD 虽然基底部外肌瓣极薄，但该部位内肌层完整且肌瓣较厚，故重建后的子宫该部位可达到 8mm 的安全厚度；D₃. 基底部缝合后；以右侧外肌瓣为内层，双侧外肌瓣交叉重叠。E. 关闭宫腔。E₁. 间断缝合内肌瓣；E₂. 关闭宫腔后，虽双侧外肌瓣均较薄，但由于内肌瓣完整性好且有足够的厚度，故成型后子宫能达到安全厚度。F. 双侧外肌瓣重叠重建子宫。F₁. 垂直褥式贯穿缝合固定右侧外肌瓣（外肌瓣内层）与其下方的内肌瓣；F₂. 垂直褥式贯穿缝合固定左侧外肌瓣（外肌瓣外层）与其下方的右侧外肌瓣（外肌瓣内层）

## 病例二：内肌层病变型 DAD（图 4-44）

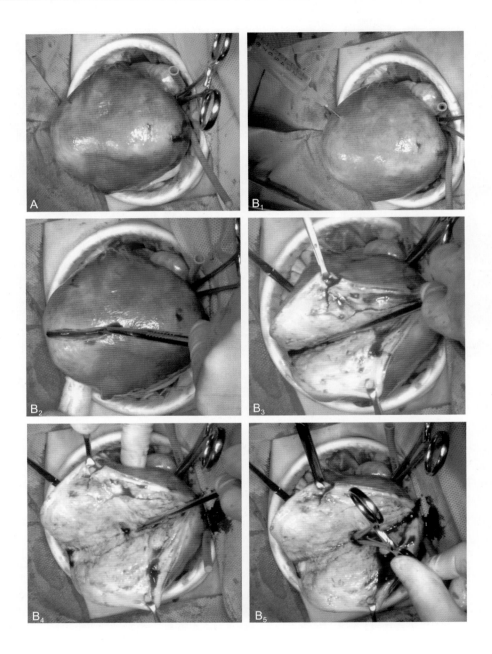

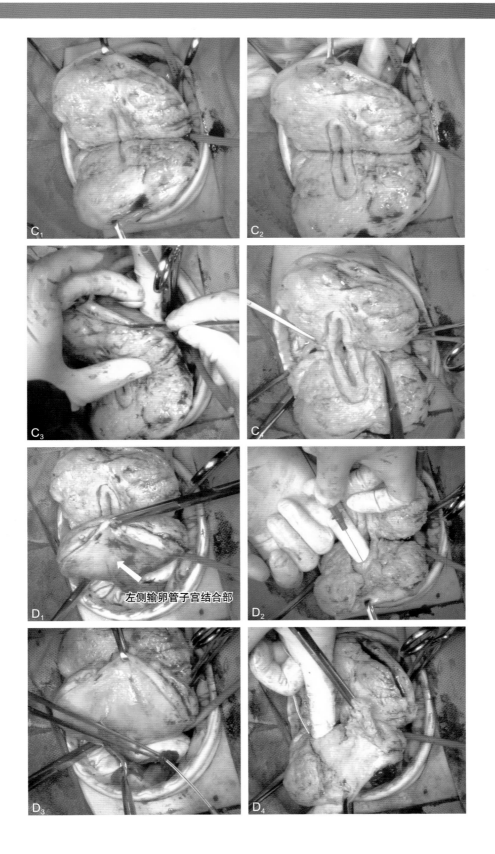

左侧输卵管子宫结合部

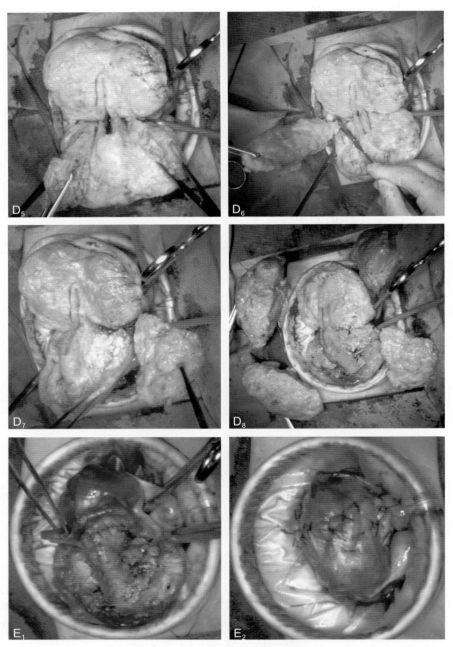

**图 4-44　内肌瓣 DAD 的手术方法**

A. 子宫外形。B. 进入宫腔。$B_1$. 肌层注射缩宫素；$B_2$. 选择子宫切口；$B_3$. 纵行切开子宫；$B_4$. 进入宫腔；$B_5$. 探查宫腔。C. 分离病灶与保留的内外肌瓣。$C_1$. 延长子宫切口至宫颈内口上方 1cm 处；$C_2$. 于黏膜下肌层做环形切口，保留内肌层 5mm；$C_3$. 于浆肌层做环形切口，保留外肌层 5mm；$C_4$. 延长子宫肌层纵切口至病灶最低点。D. 切除病灶。$D_1$. 触摸确认存在输卵管间质部病灶，图中箭头所示为左侧输卵管子宫结合部；$D_2$. 经左侧输卵管宫腔开口插入导丝困难；$D_3$. 改由输卵管伞端插管进入宫腔；$D_4$. 触摸导丝确认输卵管间质部走行，解剖宫底部，保留内肌层 5mm；$D_5$. 沿宫腔向子宫前后壁延长切口，保留子宫前后壁内肌层 5mm；$D_6$. 切下左前壁病灶；$D_7$. 切下左后壁病灶；$D_8$. 分 4 块切除病灶后。E. 成型子宫。$E_1$. 关闭宫腔后，缝合右宫角（"戴帽子"方法缝合后，见第 4 章第二节）；$E_2$. 以右侧外肌瓣为内层，左侧外肌瓣覆盖右侧，双侧重叠成型子宫

## 病例三：巨块型 DAD（图 4-45）

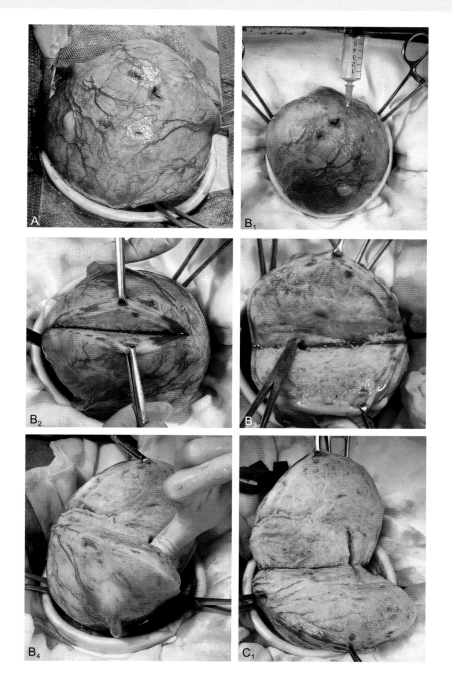

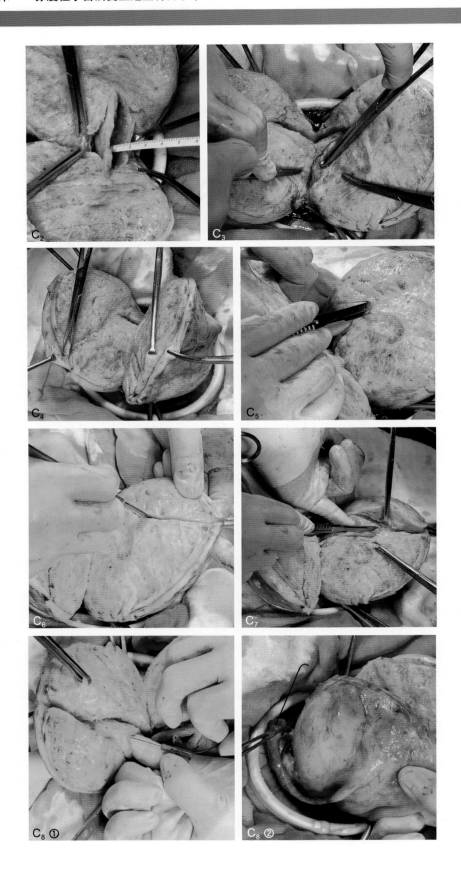

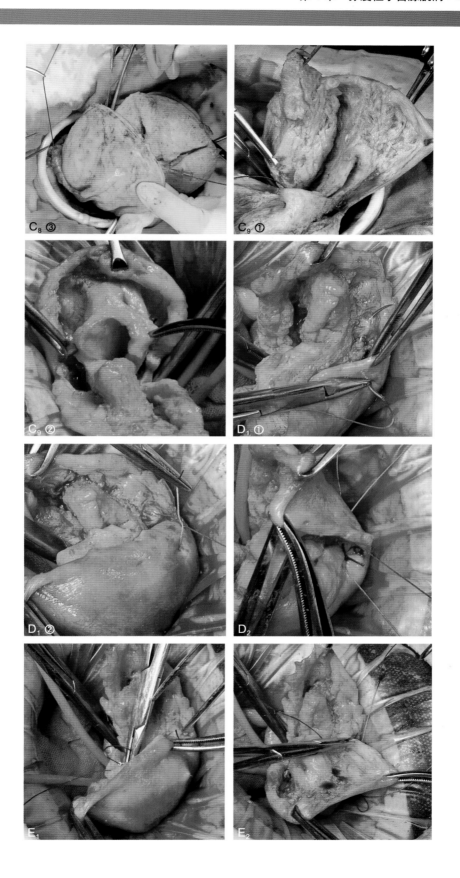

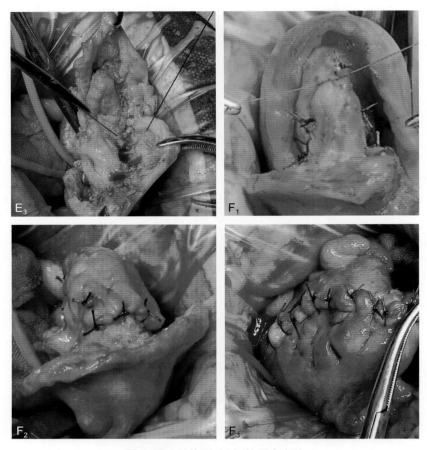

**图 4-45　巨块型 DAD 的手术方法**

A. 子宫外形：浆膜面布满异形血管。B. 进入宫腔。$B_1$. 肌层注射缩宫素；$B_2$. 纵行切开子宫；$B_3$. 进入宫腔；$B_4$. 手指探查双侧宫角部位。C. 切除病灶。$C_1$. 延长子宫纵切口至宫颈内口上方 1cm 处；$C_2$. 沿宫腔横行切开子宫前后壁，保留内肌层 5mm；$C_3$. 延长子宫肌壁纵切口至病灶最低点；$C_4$. 环形切开浆肌层，保留外肌瓣 5mm；$C_5$. 手指伸入宫腔指示右宫角部位，环形切开宫底部黏膜下肌层，保留内肌层 5mm；$C_6$. 横行切开双侧宫底部肌层，连接浆肌层与黏膜下肌层的环形切口；$C_7$. 向前后壁延长宫底部横切口，保留内肌层 5mm；$C_8$①. 经宫腔右侧输卵管插管；$C_8$②. 导丝自伞端穿出；$C_8$③. 血管钳钳夹固定导丝头端；$C_9$①. 触摸导丝确认输卵管间质部走行，分别切除子宫左右侧前后壁病灶；$C_9$②. 切除病灶后子宫。D. 缝合纵切口基底部。$D_1$. 缝合前壁外肌层切口基底部：①自右侧外肌瓣基底部浆膜层进针，穿过内外肌瓣之间最低点的组织于中线偏对侧出针；②拉紧缝线打结，使右侧外肌瓣底部肌肉填补切除病灶后基底部的空缺；$D_2$. 贯穿缝合对侧外肌瓣基底部，使覆盖于右侧外肌瓣之上。E. 处理右前侧壁间隙多血管区。$E_1$. 自内肌瓣靠近侧壁多血管区处进针，贯穿浆膜层；$E_2$. 自靠近多血管区的外肌瓣出针后返回；$E_3$. 缝线贯穿侧壁多血管区，打结后阻断右前间隙子宫动脉上行支，同法处理其余 3 个间隙。F. 成型子宫。$F_1$. 关闭宫腔；$F_2$. 以右侧外肌瓣为内层，垂直褥式贯穿缝合固定右侧外肌瓣与其下方的内肌瓣（针距 1cm）；$F_3$. 左侧外肌瓣覆盖于右侧外肌瓣之上，两侧外肌瓣重叠，垂直褥式贯穿缝合，重建子宫

## 第四节　弥漫性子宫腺肌病 PUSH 手术围手术期处理及长期随访与生育的管理

### 一、手术前评估和围手术期监护

手术前评估和准备及围手术期监护非常关键，以下是一些重要步骤和注意事项。

1. 全面评估　在手术前，应对患者情况进行全面评估，包括疼痛程度（视觉模拟评分法）、月经量、贫血程度、患者的生育史和手术史。此外，进行腹部和盆腔检查、B 超和 MR 检查及糖类抗原 125（CA125）等肿瘤标志物检测，全面了解患者的病情。

2. 生育要求者的额外检查　如果患者有生育要求，应该进行卵巢储备功能及不孕的其他相关因素的检查。年龄较大或卵巢储备功能下降者，可于 PUSH 术前预先超促排卵，胚胎冷冻保存。

3. 特殊情况的预处理　对于巨块型 DAD，子宫增大超过妊娠 14 周大小，可以使用 GnRHa 进行预处理 3～6 个周期，以缩小子宫的体积，使手术更容易进行。对于同时患有盆腔子宫内膜异位症致盆腔严重粘连或合并深部子宫内膜异位症等情况，可以 GnRHa 预处理 3 个周期后手术。

4. 防血栓处理　由于 PUSH 手术时间较长，且术中出血可能，围手术期需要做好防血栓处理，以减少术后并发症的风险。

5. 术后监测　术后需要密切监测患者的生命体征，包括血压、心率等，并特别关注术后出血情况，确保患者在术后保持稳定状态。

以上准备步骤和注意事项有助于确保手术的顺利进行，同时最大程度地保护患者的安全和健康。

### 二、术后处理与长期随访

1. 抗子宫内膜异位症药物治疗　PUSH 术后除合并有其他类型的子宫内膜异位症需要药物控制，通常无须针对子宫内膜异位症的相关治疗。

2. 术后定期随访　随访内容包括月经情况、痛经症状、子宫大小、影像学检查和 CA125 等，至绝经期终止随访。

### 三、生育的管理

1. 生育前评估　PUSH 术后需严格避孕 1 年。在希望妊娠时要进行全面的生育前评估，包括排卵功能、输卵管通畅性、子宫内膜情况及男方精液分析等检查，并评估患者的子宫情况，必要时行宫腔镜检查。

2. 监测排卵以指导妊娠　PUSH 术后希望生育的患者中多数能够自然妊娠。输卵管或男方因素不孕者，需要借助辅助生殖技术达到妊娠目的。

3. 妊娠期管理　对于已经妊娠的患者，进行定期产前检查，确保胎儿和母体的安全。对于曾经有过不良妊娠史或流产的患者，进行更为密切的监测，确保早发现并及时处理任何妊娠并发症。如无特殊情况，可待妊娠足月，以剖宫产结束妊娠。

4. 生育后处理　对于生育后的患者，做好产后护理，确保患者的身体恢复良好。定期随访，了解子宫康复情况，确保没有出现任何并发症。

以上措施旨在于术前、术中和术后全面管理患者，确保手术的顺利进行，并在患者希望妊娠时提供全面的生育管理，以确保患者的安全和健康。

# 第五节　弥漫性子宫腺肌病 PUSH 手术疗效评估

手术疗效评估包括评估手术的有效性和长期效果。

## 一、疗效评估的方法

1. 疼痛评估　使用视觉模拟评分法（VAS）来评估疼痛程度。对术前和术后的 VAS 分数进行比较，以确定疼痛程度的变化。

2. 月经量和月经期症状评估　评估月经量正常与否，以了解是否出现月经量过多或过少的情况。记录和评估患者的月经期症状（如痛经），以确定手术后这些症状的改善情况。

3. 子宫大小评估　可使用多种方法，如盆腔双合诊 / 三合诊检查子宫大小，超声或 MR 检查测量子宫的径线，比较术前和术后不同时间的子宫大小变化。

4. 子宫恢复情况的评价　术后 3 次月经后实施超声或核磁监测下静脉子宫肌层造影，了解重建子宫的修复情况。

5. CA125　了解手术前后及长期随访的变化。

## 二、PUSH 手术后短期与长期疗效

术后长期随访有助于评估手术效果的持续性和稳定性。北京大学深圳医院团队于 2010 ～ 2020 年实施的 146 例 PUSH 手术，至今均随访 3 年以上。术后每 12 ～ 24 个月进行一次随访，至绝经期终止随访。在随访中，收集了关于疼痛症状、月经量和子宫大小的数据，数据显示 PUSH 手术获得了满意的近期和远期疗效。

1. 疼痛症状　所有患者在术后的第一次月经，疼痛症状均明显改善，VAS 评分由术前的（9.4±1.2）分下降至术后 1 年和 2 年的（0.3±0.8）分和（0.6±1.0）分，疼痛程度明显减轻。在术后 3 年以上，96.4% 的患者痛经持续缓解。

2. 月经量　所有月经量增多的患者（100%）术后月经量正常。术后 3 年以上的患者中，97.3% 的患者月经量持续改善。

3. 子宫大小　术后子宫大小恢复正常或近乎正常，子宫大小由术前（230±150）cm³（83 ～ 918cm³）明显减小至术后 12 个月的（55±28）cm³，24 个月时为（80±56）cm³。

4. 妊娠和生育情况　在 31 位希望生育的患者中，18 位患者共有 22 次妊娠，妊娠率为

58%（18/31）。宫内妊娠 20 次，包括自然妊娠 15 次和体外受精 - 胚胎移植（IVF-ET）5 次，宫内妊娠活胎率为 60.0%（12/20）。

综上所述，DAD 的 PUSH 手术在疼痛缓解、月经量、子宫大小的恢复及生育方面取得了显著的疗效，长期随访结果也表明手术效果持续稳定。

# 第六节　弥漫性子宫腺肌病 PUSH 手术并发症及防范

## 一、子宫壁血肿

1. 充分止血　切除病灶后，松开环扎于子宫峡部的尿管，对明显出血的血管进行钳夹、缝扎（见图 4-10）。

2. 缝合多血管区　贯穿缝合子宫侧壁多血管区，阻断子宫肌层内血管的主要分支（见图 4-11），避免血肿形成。

3. 垂直褥式缝合　使用垂直褥式贯穿缝合方法，确保肌壁间紧密贴合，预防血肿。

术后密切观察患者，小的壁间血肿通常会自行吸收，但如发现任何异常情况，要及时处理。

## 二、手术后出血

确保术中缝合牢固，避免缝线松动。术后需要定期观察患者，一旦发现出血，须立即处理。如果出血严重，可进行介入治疗或手术修补。

## 三、子宫动静脉瘘

在手术中，对于暴露的血管断端需进行缝扎。术后定期随访患者，观察是否出现动静脉瘘的迹象，必要时采取介入治疗或手术修复。

## 四、术后宫腔粘连

在手术中识别宫腔粘连并进行分离，凡有宫腔粘连或存在子宫内膜病变者，可在手术中放置宫腔内水囊，避免术后宫腔粘连。术后需定期进行宫腔镜检查，发现粘连迹象时及时处理，可进行宫腔扩张或分离手术。

## 五、预防子宫破裂

1. 紧密贴合肌瓣　采用垂直褥式贯穿缝合确保肌瓣间紧密贴合，促使肌层完全修复。

2. 增厚薄弱肌瓣　利用缝合技术加强过于薄弱的肌瓣，确保成型后的子宫肌壁达到至少 8mm 的安全厚度。

3. 保护子宫血供　切除病灶时需保护子宫侧壁内动脉血管，确保成型后的子宫有充足的血供。

4. **充分止血** 避免肌壁间血肿影响肌层的愈合，术前治疗生殖道感染，预防性使用抗生素。

5. **子宫造影** 术后进行子宫造影，评估子宫肌层内血流恢复情况，确保肌层修复完好。

## 六、术后定期随访和检查

术后需要定期随访，了解患者的月经情况、症状变化和子宫大小改变。如有复发迹象，及时补充药物治疗或宫腔内放置曼月乐，以阻止子宫内残余病灶生长，避免或延缓复发。

在手术前充分评估患者病情，术中小心操作，术后密切观察，及时发现并处理任何异常情况，是预防和处理手术并发症的关键。

# 第 5 章

# 弥漫性子宫肌瘤病 PUSH 手术

弥漫性子宫肌瘤病（DUL）是一种罕见而特殊的子宫肌瘤类型，其特点在于子宫肌层内密布着数以百计，甚至上千个良性子宫平滑肌瘤。这些肌瘤的直径范围从亚毫米级（＜1mm）到 3cm 不等，偶尔可达 10cm 以上。肌瘤可以相互融合，尤其是在黏膜下肌层，难以计数的小肌瘤可融合成片或者呈鹅卵石状密集排列，包围在内膜周围。

临床症状主要包括月经过多和不孕。患者伴有明显的子宫增大，子宫常相当于妊娠 3 ～ 4 个月的大小。传统手术方式如保留子宫选择肌瘤切除术，往往导致手术大出血，而且肌瘤剔除不干净，容易在短期内复发，也不能解决不孕问题。在过去，子宫切除被认为是唯一可以根治这种疾病的方法（戴毓欣等，2020；Ren HW 等，2022）。

然而，针对这一治疗难度较大的疾病，北京大学深圳医院妇产中心生殖外科团队成功将用于治疗弥漫性子宫腺肌病（DAD）的 PUSH 手术术式拓展应用于 DUL 的治疗，并取得了显著的效果。这一创新性方法为患者提供了一种安全且有效的治疗选择，避免了大出血的风险，同时也降低了术后肌瘤复发的可能性。更为重要的是，这一方法有望解决患者的不孕问题，给患者带来了新的希望。图 5-1 为 7 例 DUL 的子宫外形、剖面及 PUSH 手术切除的肌瘤。

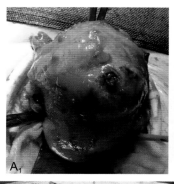
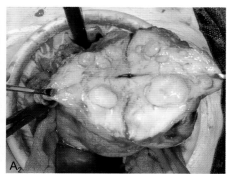
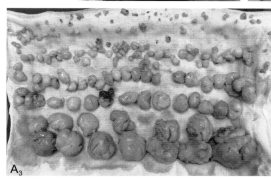
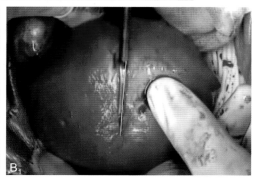

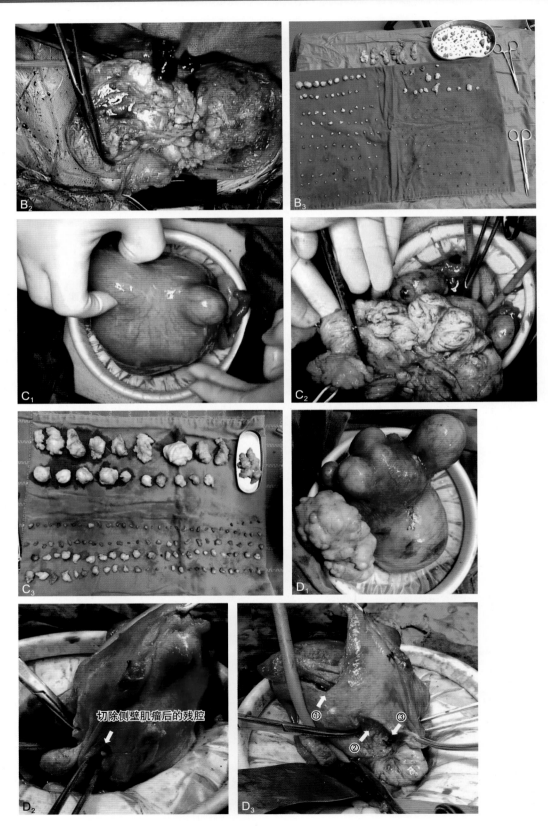

切除侧壁肌瘤后的残腔

B₂

B₃

C₁

C₂

C₃

D₁

D₂

D₃

①

②

③

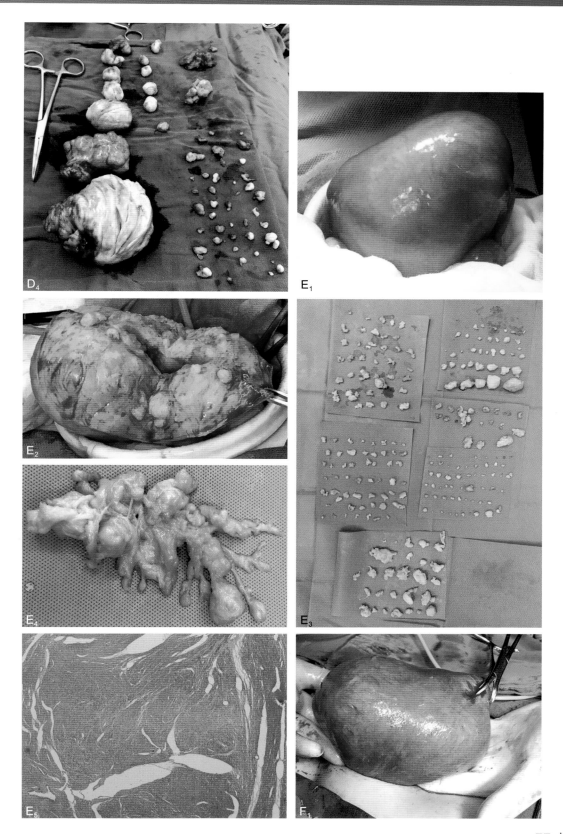

D₄

E₁

E₂

E₄

E₃

E₅

F₁

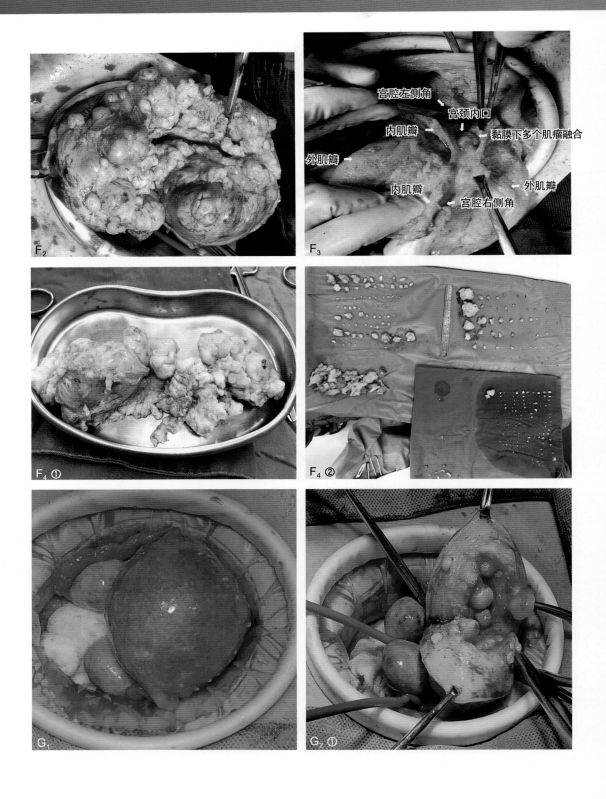

F₂

F₃
宫腔左侧角
宫颈内口
内肌瓣
黏膜下多个肌瘤融合
外肌瓣
内肌瓣
外肌瓣
宫腔右侧角

F₄ ①

F₄ ②

G₁

G₂ ①

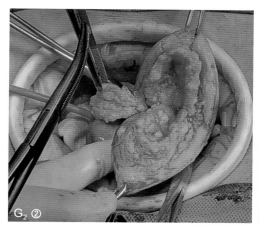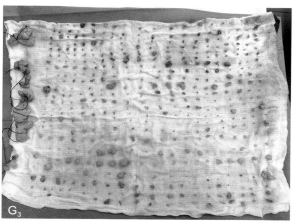

**图 5-1　7 例弥漫性子宫肌瘤病的子宫外形、剖面及切除的肌瘤**

A. 例 1：$A_1$. 子宫外形；$A_2$. 子宫剖面；$A_3$. 切除的 170 余个肌瘤。B. 例 2：$B_1$. 子宫外形；$B_2$. 子宫剖面；$B_3$. 切除的 400 个肌瘤。C. 例 3：$C_1$. 子宫外形；$C_2$. 子宫剖面；$C_3$. 切除的 130 余个肌瘤。D. 例 4：$D_1$. 子宫外形：多个浆膜下肌瘤；$D_2$. 切除浆膜下肌瘤后的子宫；$D_3$. 子宫纵切口切开子宫全层，切口最低点于子宫体中部（箭头①所示），手指经宫腔引导下切除壁间肌瘤，子宫后峡部肌瘤做浆肌层纵切口，手指经宫腔引导下切除该部位肌瘤（箭头②所示），钳夹结扎切除肌瘤后显露的子宫动脉分支（箭头③所示）；$D_4$. 切除的 50 余个肌瘤。E. 例 5：$E_1$. 子宫外形；$E_2$. 子宫剖面；$E_3$. 切除的数百个肌瘤标本，多个肌瘤相互融合；$E_4$. 肌瘤位于子宫黏膜下肌层融合成片，经显微手术大片剥除的标本；$E_5$. 对 E4 标本的病理检查，镜下见多个原始状态的平滑肌瘤被静脉和淋巴管分隔（10×）。F. 例 6：$F_1$. 子宫外形；$F_2$. 子宫剖面；$F_3$. 切除壁间肌瘤后的内外肌瓣及黏膜下肌瘤；$F_4$. 切除的肌瘤标本。G. 例 7：$G_1$. 子宫外形：子宫表面布满浆膜下小肌瘤；$G_2$①. 剖面数十个黏膜下肌瘤；$G_2$②. 左后壁多个黏膜下肌瘤；$G_3$. 切除的肌瘤标本近 500 个

# 第一节　弥漫性子宫肌瘤病 PUSH 手术的步骤与操作技巧

由于子宫壁间存在大大小小数以百计，甚至数以千计的肌瘤，导致子宫形状，包括外形、宫腔、子宫颈管和输卵管间质部管腔形状严重改变，而且不同个体间存在极大的差异。这使 DUL 保留生育功能的手术更为复杂，手术效果更加依赖于术者的经验和操作技巧。因此，手术医师需要熟悉子宫每个部位的细微解剖结构，在彻底去除肌瘤的同时，精细保护子宫内膜、子宫颈管、间质部输卵管内腔等重要功能结构，并保证重建后子宫肌层有不少于 8mm 的安全厚度。为此，手术全程应在手术显微镜下进行，以达到最佳手术效果。

## 一、基本手术步骤

针对 DUL 的 PUSH 手术包括开腹、提起子宫、环扎子宫峡部压闭子宫血管、注射宫缩剂、剖开子宫等基本步骤，与 DAD 的 PUSH 手术操作相同（参见第 4 章第一节）。

1. 开腹　通过腹部切口进入腹腔，为手术做好准备。

2. 提起子宫　将子宫提起，为后续操作提供清晰的视野。

3. 环扎子宫峡部压闭子宫血管　通过环扎子宫峡部，有效地压闭子宫血管，减少术中出血。

4. 注射宫缩剂　在子宫肌壁注射宫缩剂，有助于子宫肌肉收缩，使子宫肌瘤易于辨认并减少出血。

5. 剖开子宫　纵行剖开子宫全层，揭示子宫内部结构。

6. 直视下切除肌瘤与肌瓣重叠法成型子宫　通过直视下切除所有肌瘤，采用肌瓣重叠法精细地成型子宫，以确保切除病灶彻底、成型子宫满意。肌瘤切除与子宫成型是 DUL PUSH 手术的重点与难点，通过精准而系统的操作，旨在彻底清除肌瘤并保持子宫的功能结构。

## 二、切除肌瘤

在宫腔的中线纵向切开子宫后可清晰观察到子宫壁间布满密集的子宫肌瘤。根据肌瘤的部位与大小，采用不同的方法切除肌瘤。

1. 肌瘤去除的手术方法

（1）假包膜内环切法：沿着肌纤维走向切开肌瘤深至假包膜下的肌瘤组织，通过巧妙的环切过程，肌瘤逐渐从假包膜内脱出，确保假包膜的肌纤维和其中的血管、神经纤维受到最小损伤。

操作步骤：使用布巾钳或组织钳钳夹、牵拉肌瘤组织，准确辨认肌瘤瘤体与周围子宫肌层形成的假包膜边界，在这一界线处，于假包膜内环切肌瘤瘤体，环切过程中假包膜从肌瘤表面滑下，使环切处下方的瘤体变得光滑且可见。接着，采用同样方法在前一次环切的位置间隔 0.5 ～ 1cm，在光滑的瘤体表面进行环切。多次的环切过程中，假包膜会逐渐下滑，暴露更多的瘤体，继续环切直至肌瘤完全从假包膜内脱出（图 5-2）（Zeng LP 等，2019）。这一方法通过在假包膜内精准切除肌瘤，保留了假包膜的肌纤维，并有效保护了其中的血管和神经纤维，减少了损伤的可能性。

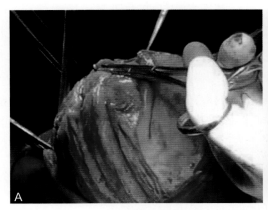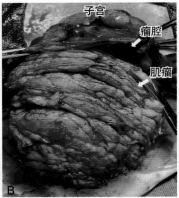

**图 5-2　假包膜内环切法切除巨大子宫肌瘤**
A. 假包膜内环切瘤体；B. 切下的肌瘤（14cm×9cm）及瘤腔

　　(2) 假包膜内缩小肌瘤法：切开肌瘤部位深至假包膜下的肌瘤瘤体内，切口长度为肌瘤直径的 1/3 ～ 1/2。在肌瘤切口处向内向下楔形环切瘤体，逐渐缩小肌瘤的周径。通过多次深度环切，使肌瘤逐步脱出假包膜，保持假包膜的肌纤维完整，有利于血管和神经的保护。

　　操作步骤：首先，钳夹、牵拉肌瘤组织，使假包膜内的肌瘤瘤体表面暴露出来。然后，采用楔形环切的方式，在假包膜内向内向下切割肌瘤瘤体，环切切口的深度为 0.5 ～ 1cm。这个过程中，肌瘤周径逐渐缩小，部分瘤体可自切口处拉出，同时假包膜自瘤体下滑。随后，继续使用同样方法，在前次环切的位置间隔 0.5 ～ 1cm，刀刃向下楔形深度环切，使肌瘤径线逐步缩小，并从切口处拉出（图 5-3）。通过这样多次深度环切的过程，肌瘤的周径继续缩小，同时假包膜自肌瘤表面向下滑脱。

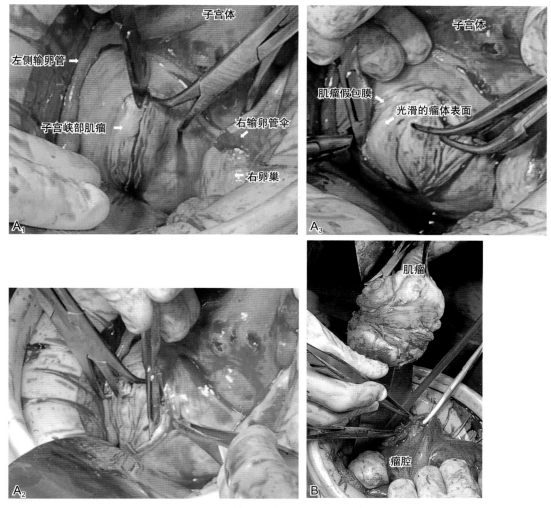

图 5-3　缩小肌瘤法切除子宫肌瘤

A1. 切开子宫后壁峡部肌瘤假包膜至瘤体；A2. 于假包膜内环切瘤体；A3. 假包膜下滑露出光滑的瘤体。B. 切除的肌瘤及瘤腔

　　在操作中要避免进行钝性剥离，以免对假包膜内的肌纤维和血管造成损伤。重复上述操作，直至肌瘤最大径线暴露于子宫肌层切口处。在这一步，肌瘤的一半脱出假包膜切口外，轻轻牵拉肌瘤，使假包膜自动脱至肌瘤基底部。此时，肌瘤下半部仍然有假包膜的肌纤维与血管附着，不宜急于剥下肌瘤或过度牵拉，以免损伤或拉断假包膜内的血管。清晰认清界限后，在光滑的瘤体表面继续进行环切，使假包膜的肌纤维完全从瘤体表面脱离。对于肌瘤基底部较多血管的情况，需要进行钳夹缝扎，最终完成肌瘤的切除（图 5-4）。这种方法适用于较大的肌瘤切除，子宫的切口较小，而且由于肌瘤外周假包膜的肌纤维完整，瘤腔相对较小且较浅，并且保留了其中的血管神经，这些均有利于肌层的修复（Zeng LP 等，2019；Zhong SL 等，2018）。

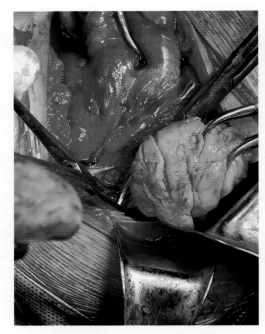

图 5-4　钳夹并缝扎肌瘤根部的血管

　　（3）整块切除法：在处理肌壁间密集分布、成串或成片的肌瘤时，采用整块切除的方法将肌瘤与周围肌组织一并大块切除。通过整块切除，能够迅速而有效地移除多个相邻的肌瘤（图 5-5），节省手术时间，并不会影响维护子宫结构的完整性。这一方法特别适用于需要处理大量密集小肌瘤的情形，确保手术过程更易于实施。

　　（4）直接切除法：针对带蒂的浆膜下或黏膜下肌瘤，或肌瘤凸出程度较大的情况，采取直接切除法。在这一操作中，对于带蒂肌瘤直接于肌瘤蒂的根部切下整个肌瘤（图 5-6）。对于肌瘤的大部分瘤体凸出于浆膜下或黏膜下时，可选择在肌瘤的下部靠近肌瘤根部的位置进行环切，然后切除整个肌瘤。

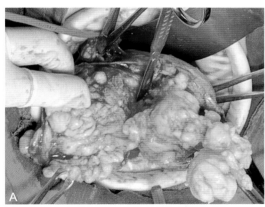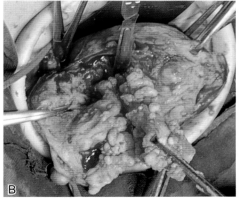

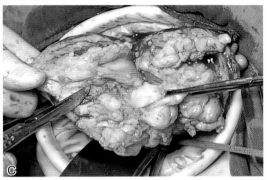

图 5-5　整块切除含有大量肌瘤的子宫肌层

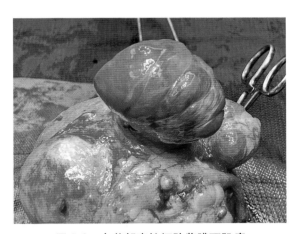

图 5-6　自蒂部直接切除浆膜下肌瘤

2. *彻底切除弥漫性子宫肌瘤*　在宫腔的中线剖开子宫后，通过全面探查子宫了解肌瘤分布情况，根据肌瘤的大小和部位采用以下不同的方法进行切除。

（1）暴露于切口的肌瘤：对于暴露于子宫切口，直径大于 3cm 的肌瘤，采用假包膜内环切法，逐个在假包膜内环切肌瘤，将肌瘤的瘤核在假包膜内剔除，保留肌瘤的假包膜及其假包膜内的血管与神经（图 5-7）。

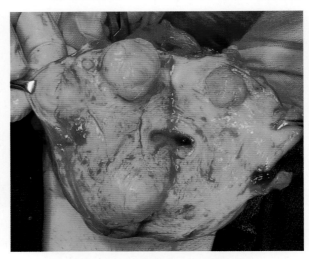

图 5-7　子宫剖面较大的子宫肌瘤

（2）肌壁间肌瘤：对于肌壁间肌瘤，保留子宫浆肌层（外肌瓣）和黏膜下肌层（内肌瓣）各 3 ~ 5mm（图 5-8），在切除内外肌瓣之间的肌瘤时，根据肌瘤的直径和密集程度分为两种情况。

1）直径大于 3cm 的壁间肌瘤：采用假包膜内旋切法，逐个切除肌瘤（见图 5-7）。

2）壁间密集呈葡萄串状或融合成块的肌瘤：采用整块切除法，将大量肌瘤连同周围的肌层整块切除（见图 5-5）。尽管在此过程中切除了大部分肌瘤，但在保留的肌瓣内可能仍存在许多肌瘤（图 5-9）。

（3）保留的内外肌瓣内的肌瘤：在执行上述第 2 步的"整块切除法"后，即切除了在肌壁间密集存在的肌瘤，但保留的 0.5cm 厚度子宫浆肌层和黏膜下肌层内仍然存在许多大小不一的肌瘤，其中大者可达 2 ~ 3cm（突向浆膜或黏膜下），小者呈毫米或亚毫米级。对于这些肌瘤，若为密集肌瘤，可成片切除，单个肌瘤则采取"假包膜内缩小肌瘤法"逐个切除（图 5-10 和图 5-11）。这样，既能逐一清除保留的肌瓣内肌瘤，又有助于最大限度地保留肌瘤周围的肌组织，以使肌瓣保持足够厚度并尽可能的完整。

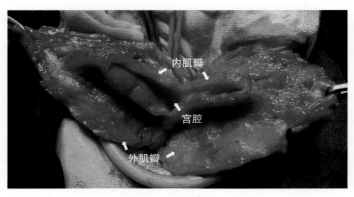

图 5-8　切除肌瘤后的子宫

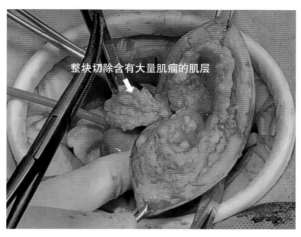

图 5-9 整块切除含有大量肌瘤的肌层后，肌瓣内仍残留大量小肌瘤

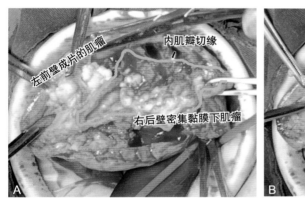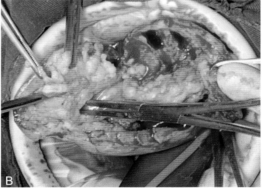

图 5-10 整块切除后剩余肌瓣上残余的肌瘤

A. 右后壁密集的黏膜下小肌瘤，左前壁内肌瓣上成片的小肌瘤；B. 假包膜内切除左前壁内肌瓣上紧贴内膜的成片肌瘤

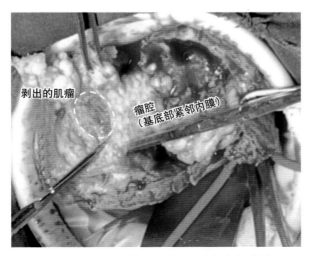

图 5-11 切下肌瘤后，瘤腔基底部紧邻内膜

（4）浆膜下肌瘤：DUL 位于浆膜下的肌瘤存在多种情况，具体如下。

1）较大浆膜下肌瘤引起子宫外形明显改变：对于那些引起子宫外形明显改变的较大浆膜下肌瘤，特别是位于宫角或靠近中线的肌瘤（见图 5-1D₁），以及影响到辨识子宫腔位置的肌瘤，可以选择在进行子宫纵切口时先行剥出。这类肌瘤的内侧缘通常紧靠子宫腔面，采用假包膜内缩小肌瘤法切除，有助于避免误伤子宫内膜。

2）肌瘤位置远离子宫切缘：对于那些位置远离子宫切缘的浆膜下肌瘤，在执行上述的第 2 步整块切除肌瘤时，可以在保留肌瓣（外肌瓣）的一侧采用假包膜内缩小肌瘤法剔除。在切除肌瘤的过程中，尽可能保持肌瓣浆膜层的完整性，即使保留的肌瓣局部薄如纸，也有助于接下来的子宫成型。

3）肌瘤凸向浆膜下或为带蒂肌瘤：对于浆膜下肌瘤的大部分凸向浆膜下或为带蒂肌瘤的情况，在肌瘤根部做切口直接切除。

（5）黏膜下肌瘤：DUL 位于黏膜下的肌瘤存在多种情况，具体如下。

1）鹅卵石排列的肌瘤：在这种情况下，肌瘤排列像鹅卵石铺成的路面一样（见图 5-10A）。若要进行彻底的剥离，需要在两倍以上的手术显微镜下非常精细地操作，在保留假包膜的情况下逐个剥除肌瘤。操作时需要特别注意保护子宫内膜，尽量减少其损伤（图 5-12）。

2）黏膜下肌瘤远离切口部位：若黏膜下肌瘤位于远离切口的部位，通过黏膜下层保留肌瓣（内肌瓣）的切面切除肌瘤可能造成较大的损伤（图 5-13）。针对这种情况，直接在黏膜面做小切口，并在假包膜内采用缩小肌瘤法剥离肌瘤，可以更好地保护子宫黏膜，减少损伤。

3）黏膜下肌瘤凸入宫腔内或带蒂肌瘤：对于黏膜下肌瘤的大部分凸入宫腔（图 5-14）或为带蒂肌瘤的情况，在子宫腔面直接切除肌瘤。

4）肌壁间肌瘤凸向宫腔：对于较大的肌壁间肌瘤的内侧凸向宫腔的情况（图 5-15），需在内肌瓣的外侧以假包膜内缩小肌瘤法切除肌瘤。这种方法有助于减小损伤子宫黏膜的概率。

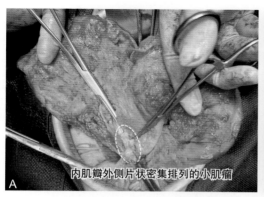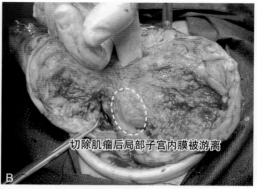

图 5-12　子宫黏膜及黏膜下肌层小切口，手指伸入宫腔，在手指指示下切除内肌瓣的外侧片状密集排列的小肌瘤

A. 剔除的小肌瘤；B. 剔除肌瘤后仅剩黏膜层（虚线范围内无黏膜下肌层）

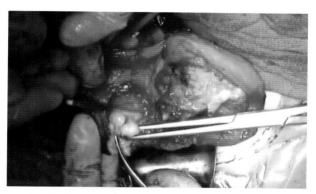

图 5-13　对于远离切缘的黏膜下肌瘤，经宫腔黏膜面做切口，于假包膜内切除肌瘤

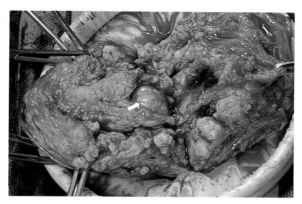

图 5-14　子宫左后壁较大黏膜下肌瘤（箭头所示）

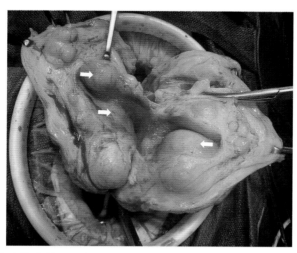

图 5-15　靠近切口凸入宫腔的黏膜下肌瘤，可经切缘假包膜内切除之（图中箭头所示为 3 个黏膜下肌瘤）

（6）宫颈管内肌瘤：由于子宫纵行切口黏膜下肌层的下缘止于宫颈内口上方 1cm 处，对于宫颈管内肌瘤的切除需要谨慎操作。

1）颈管肌层内的肌瘤：在这一步骤中，首先延长子宫纵切口的浆肌层至肌瘤下缘水平，

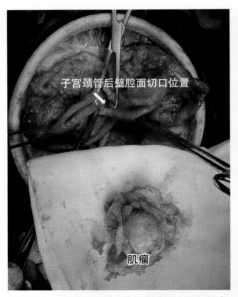

图 5-16 经宫颈管后壁腔面做切口，假包膜内切除宫颈后壁直径 6cm 的黏膜下肌瘤

并向切口两侧游离需保留的 0.5cm 厚度的外肌瓣，术者经宫腔将手指或器械伸入颈管做引导，在宫颈管内手指或器械的引导下，通过内肌瓣外侧的创面逐个剥除肌瘤。对位于颈管肌层内的肌瘤多采取假包膜内环切法切除，以确保操作过程的准确性和安全性。

2）凸入颈管腔内的肌瘤：对于宫颈管的黏膜下肌瘤，需要经黏膜面做切口进行切除（图 5-16），术后宫腔放水囊，尾端经颈管放置于阴道内，以防宫颈粘连（见图 4-27），确保切除肌瘤的同时对周围结构的损伤最小化。

3）宫颈侧壁的肌瘤：在切除位于宫颈侧壁的肌瘤时，务必注意不要伤及子宫动脉，边切除肌瘤边对暴露的血管进行钳夹与缝扎，以确保手术区域的血液供应和控制术中出血（图 5-17）。

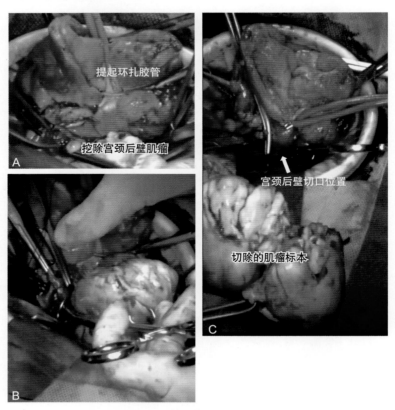

图 5-17 假包膜内宫颈肌瘤切除

A. 上提环扎子宫峡部的胶管，于其下方以假包膜内缩小肌瘤法切除宫颈肌瘤；B. 钳夹缝扎假包膜血管；C. 切除的肌瘤与宫颈后壁切口

（7）宫角部位肌瘤：呈现两种不同情况，需要根据具体情况采取相应的操作策略。

1）密集排列的小肌瘤围绕内膜：黏膜下肌层中围绕内膜密集排列小肌瘤的特殊类型，小肌瘤也可在输卵管间质部管腔四周密布（图 5-18）。在处理这种情况时，术者需要经由输卵管伞端或宫腔端插入导丝，以此指示管腔所在，以保证在剥除肌瘤的过程中不会损伤输卵管间质部管腔。参见第 4 章第二节图 4-20、图 4-21 所示的导丝插入方法。

2）宫角部位径线大于 1cm 的肌瘤：正常情况下宫角部位的肌层厚度小于 1cm。当宫角部位的肌瘤径线大于 1cm 的厚度时，肌瘤可能紧贴或压迫输卵管壁。为避免损伤肌瘤相邻的输卵管管腔，在剥除肌瘤时需要采取假包膜内缩小肌瘤法。在必要时，可以插入输卵管导丝，以明确管腔的走行，确保手术的安全性和精准性（图 5-19）。

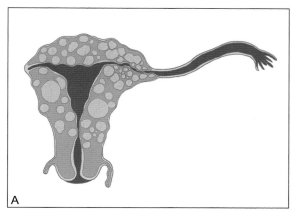
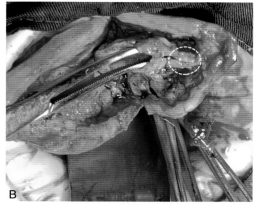

**图 5-18　输卵管间质部管腔四周肌瘤切除**

A. 子宫模式图示小肌瘤围绕宫腔和输卵管间质部管腔四周密布；B. 图中虚线内为剔除围绕间质部输卵管管腔四周小肌瘤后的输卵管间质部

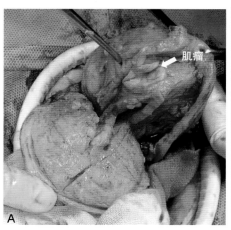
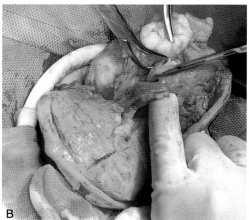

**图 5-19　右宫角部位肌瘤**

A. 右侧宫角前壁内肌瓣外侧肌瘤；B. 假包膜内剔除肌瘤

（8）侧壁内的肌瘤：子宫侧壁是子宫动脉上行支走行部位，此部位的肌瘤常与血管紧密相邻，有时甚至伴随血管粗大或血管壁增厚等病变。在剥除该部位肌瘤时，为减少对周边血管的损伤，可采用缩小肌瘤法在假包膜内进行操作（图 5-20）。术者应谨慎处理，确保术野清晰，避免引起周围组织的不必要损伤。在剥除肌瘤后，应及时钳夹并缝扎所有暴露的血管（图 5-21），以预防血肿的形成。

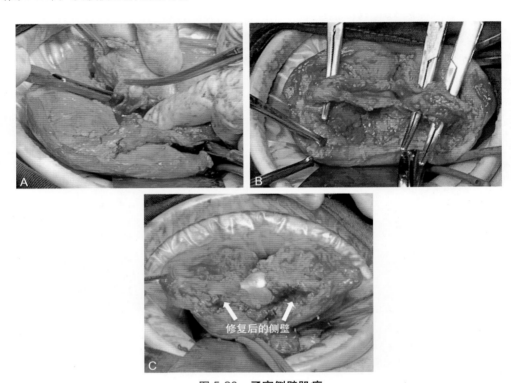

图 5-20　子宫侧壁肌瘤

A. 切除侧壁肌瘤；B. 侧壁肌瘤切除后两侧前后壁均贯通；C. 修复侧壁后，宫腔内放球囊

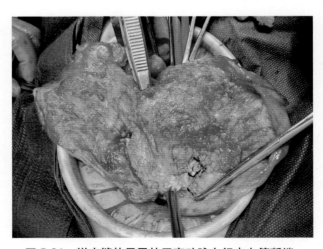

图 5-21　钳夹缝扎暴露的子宫动脉上行支血管断端

在另一种情况下，当侧壁肌瘤突入宫旁达到阔韧带多血管区或者子宫峡部侧壁肌瘤向外突出邻近子宫动脉主干和输尿管时（图 5-22），术者在切除肌瘤的同时必须确保术野的清晰度，并精准地辨认解剖结构，以避免发生手术副损伤。这种情况下需要特别慎重操作，最大限度地减小对周围结构的干扰。

（9）血管内平滑肌瘤：子宫血管内平滑肌瘤是一种罕见类型的子宫肌瘤，常见

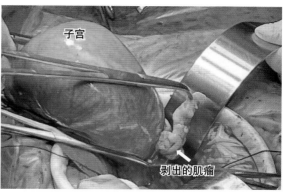

图 5-22 峡部子宫肌瘤凸向子宫动脉旁

于子宫壁间的小血管，肌瘤在小血管内生长，形态独特，瘤体与血管内腔形状相同。这种病变在子宫剖面上呈现出小虫样改变，通过血管钳牵引其断端，可以拉出呈条状或树枝状的肌瘤（图 5-23）。肌壁间小血管内肌瘤可以单发，也可能在多个相邻小血管内多发。此类肌瘤还可发生在宫旁阔韧带、子宫动脉分支或主干内，直径通常可达 1cm 至数厘米。在这种情况下，增大的肌瘤和所在血管的管壁密切贴合（图 5-24）。手术切除这类肌瘤通常无须剖开血管，一般将血管内的肌瘤连同血管一并切除。在进行这一操作时，关键在于准确辨认解剖关系，确保切断的血管缝扎牢固，并同时防范对附近输尿管、膀胱和直肠的损伤。

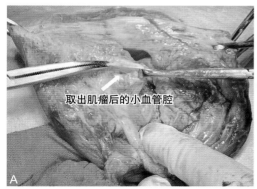

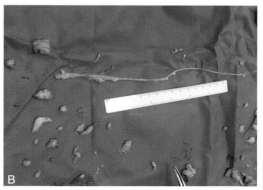

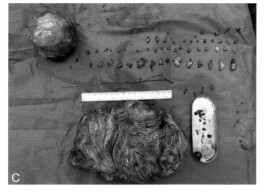

图 5-23 肌壁间静脉血管内平滑肌瘤

A. 肌层剖面见多处白色略凸出较硬的组织，牵拉出条索或"小虫样"血管内平滑肌瘤，图中箭头所示为取出肌瘤后的小血管腔；B. 生长在血管内的"树枝状"与"小虫样"平滑肌瘤标本，形状与血管内腔相同；C. 该例共切除 70 余个肌瘤

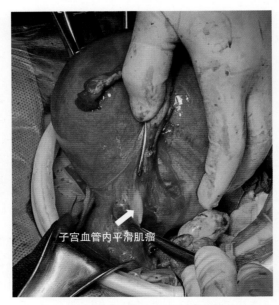

子宫血管内平滑肌瘤

图 5-24　子宫动脉血管内平滑肌瘤（箭头所示）

## 三、子宫重建

DUL 子宫成型的基本步骤同 DAD，主要是原位关闭宫腔和外肌瓣重叠以实现子宫的重建。在关闭宫腔之前，首先需要放松环扎于子宫峡部的止血胶管，对创面上的出血点进行钳夹缝扎，缝合子宫内外肌瓣之间位于子宫侧壁的多血管区，同时完成子宫纵切口基底部的缝合。侧壁多血管区的缝合方法和切口基底部的缝合技巧与 DAD 相似（详见第 4 章第一节和第 3 章第二节）。

在 DUL 切除了数以百计，甚至数以千计的子宫壁间肌瘤之后，残留的子宫肌层难以保持完整的肌瓣结构。特别是在存在密集小肌瘤或较多黏膜下肌瘤的情况下，内肌瓣往往呈不完整状态，而外肌瓣在切除大量肌瘤后，原有肌层可能变得非常薄，甚至出现多处破洞。对于这样不完整的肌瓣，如果希望形成一个功能完整的子宫，就需要在进行缝合之前对肌瓣的使用进行精心设计。在这个过程中，需要考虑如何合理安排残存的肌瓣，使其在缝合后能够更好地支持整个子宫结构。这可能包括调整肌瓣的位置，增强薄弱区域的支持，以及确保整个子宫的结构在缝合后能够保持坚固和完整。通过巧妙的设计和精湛的操作，可以最大限度地保留和利用残存的子宫肌层，从而实现子宫的重建和功能的恢复。

1. 间断缝合黏膜下肌层、原位关闭宫腔　在 DUL，剥除肌瘤后的子宫内肌瓣常不是一个整齐的切口，而是存在多个不规则的裂口，需要使用 3-0 可吸收线进行间断缝合（图 5-25）。这一过程需要术者具备充分的耐心，并在手术显微镜下进行仔细操作。在关闭宫腔之前，先在宫腔内放置水囊，尾端通过宫颈内口置入阴道内。需要注意水囊的大小（注入的液体量）应与宫腔的大小相适应。这一步骤旨在分隔子宫内膜的前后壁与侧壁，减少术后宫腔粘连。

2. 外肌瓣重叠与薄弱处自身折叠或皱褶缝合成型子宫　多数情况下，剥出大量肌瘤后的外肌瓣可能面积较大，并存在薄弱或多处破洞。在进行双侧外肌瓣重叠成型子宫的过程中，务必避免切除看似多余的肌瓣。对于外肌瓣存在的薄弱处，可通过将又大又薄的外肌瓣自身折叠（图 5-26）或者进行肌瓣皱褶缝合（图 5-27），以增加其厚度，同时使其适应关闭宫腔后的内肌瓣层的大小。采用垂直褥式贯穿缝合的针法，保持针距 1cm，缝合肌瓣，能够使各层肌瓣之间紧密贴合。需要特别注意，成型后子宫各部位的肌层均需达到不少于 8mm 的安全厚度。

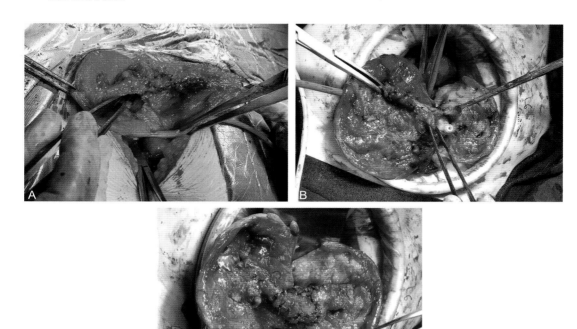

**图 5-25　缝合切除肌瘤后破碎的内肌瓣，关闭宫腔**
A. 切除肌瘤后内肌瓣切缘不整齐；B. 宫腔内放置水囊；C. 缝合内肌瓣关闭宫腔

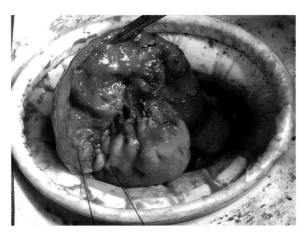

**图 5-26　外肌瓣大而薄，在双侧外肌瓣重叠重建子宫时，内层外肌瓣自身折叠缝合**

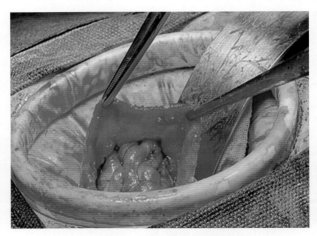

图 5-27　内层外肌瓣皱褶缝合后

## 四、防粘连处理

严密止血是预防术后盆腔粘连的关键步骤。当子宫成型接近完成时，通过静脉滴注缩宫素来促进子宫的收缩。完成子宫成型后，使用冷生理盐水冲洗盆腔，有助于促使子宫更好地收缩，减少子宫创面渗血。关闭腹膜前，在子宫表面覆盖因特隙（INTERCEED）防粘连膜，进一步加强防粘连的效果。

# 第二节　特殊类型的弥漫性子宫肌瘤病

### 一、毫米级肌瘤围绕黏膜下密集排列类型

在一些病例中，黏膜下的肌瘤呈小而密集型，直径仅为毫米或亚毫米级别，如米粒状成片排列在整个宫腔的黏膜下。剥除此种特殊类型的肌瘤需要在手术显微镜下进行，操作过程中保护黏膜层的完整性至关重要。有时在切除所有肌瘤后，整个宫腔黏膜层几乎完全游离出来（见图 5-12B）。在这种情况下，将其缝合到周围肌瓣上，子宫成型后仍然可以重新建立血供，恢复正常的宫腔结构。

在极少数情况下，如上述黏膜下毫米级肌瘤不仅密集排列在整个宫腔四周，而且还布满输卵管间质部管腔周围。对于这种特殊类型的肌瘤，保护黏膜层的完整性变得更为关键。在手术显微镜下切除了所有肌瘤后，整个子宫黏膜层和输卵管间质部都被完全游离出来。在这种情况下，通过将子宫腔周围组织缝合到周围肌瓣上，并采用"戴帽子"的缝合方法成型子宫角部（参见第 4 章第二节，图 4-22 和图 4-23），可以恢复子宫的血供，保持局部正常结构。

### 二、肌瘤未达子宫内膜宫腔形状正常类型

众所周知，DUL 以散布于子宫内的数百上千个肌瘤为特征，这些肌瘤不仅存在于肌壁间，还常同时出现在子宫浆膜下和黏膜下。但是，在极少数病例中，肌瘤仅存在于肌层及

凸向浆膜下，没有黏膜下肌瘤或黏膜下肌瘤凸向宫腔部分不超过瘤体的 50%。这种情况可以实施"子宫黏膜小切口"手术来处理，其手术要点如下。

1. **子宫小切口**　在子宫底部正中纵向切开子宫，进入宫腔。黏膜层切口约 3cm，经此小切口探查宫腔并确认没有黏膜下肌瘤或黏膜下肌瘤凸入宫腔不超过 50%，并且不是黏膜下密集排列类型的肌瘤。术者将手指伸入宫腔，在手指的指引下沿宫底部纵切口继续纵行切开浆膜层与肌层，直至所有壁间肌瘤的最下边缘，切口不穿透宫腔。然后，在伸入宫腔内手指的指引下，向两侧围绕宫腔切开并分离宫腔前后壁的黏膜下肌层，保留黏膜下 3～5mm 厚度的肌层（图 5-28A）。

2. **切除肌瘤**　在分离出黏膜下肌层后，保留 5mm 厚度的浆肌层，将肌壁间肌瘤连同周围肌层一并大块切除。如遇黏膜下或浆膜下肌瘤，则采取假包膜内缩小肌瘤法进行切除（图 5-28B）。

3. **仔细检查整个子宫确保未遗留肌瘤**　术者另一手与放在宫腔内的手指对合，仔细触摸子宫前壁、后壁、宫角、侧壁、宫颈及宫旁，检查是否有较硬或增厚的肌层组织，如有，应切开寻找是否残存小肌瘤。

4. **缝合宫腔的黏膜下肌层切口**　间断缝合内肌瓣，关闭宫腔。注意缝线勿穿透黏膜层。

5. **外肌瓣重叠法成型子宫**　使用与上述相同的方法缝合外肌瓣，成型子宫。

子宫黏膜小切口 PUSH 手术最大限度地减少了手术对宫腔的影响和子宫内膜的损伤，有效地保护了生育力（图 5-28C）。由于保留了大部分子宫内肌层的完整性，成型后的子宫更具有抗压性，有助于防止将来妊娠时发生子宫破裂。

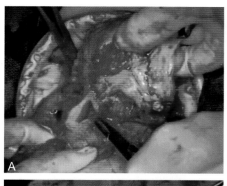
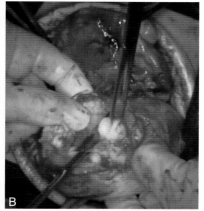
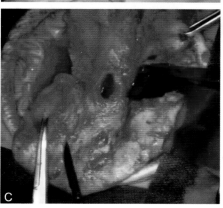

**图 5-28　子宫黏膜与内肌瓣小切口手术**
A. 黏膜小切口约 3cm；B. 手指经黏膜小切口伸入宫腔，在手指指示下切除黏膜下肌瘤；C. 切除肌瘤后的子宫内外肌瓣

### 三、弥漫性子宫肌瘤病伴发峡部或宫颈大肌瘤

DUL 可伴随子宫峡部或宫颈肌瘤的发生。当该区域的肌瘤径线接近或超过 10cm 时，可能导致在子宫峡部放置止血胶管环扎止血变得困难。特别是在手术中切除子宫体的大部分肌瘤后，由于子宫体积变小，环扎子宫峡部的止血胶管可能会滑脱，引起出血。在这种情况下，需要首先切除宫颈或子宫峡部肌瘤。如果大肌瘤位于盆腔较低的位置，致使手术视野不易显露，操作非常困难。此时，患者体位应变换为截石位，助手通过阴道将肌瘤推向盆腔，这样可以更便利地进行手术操作。

### 四、以往多次手术子宫严重受损类型

由于 DUL 的病变弥漫，传统子宫肌瘤切除保留生育手术术后复发率高。在这类患者中，很大比例曾经接受过多次手术，或者经历过聚焦超声、射频、微波等治疗措施，或者接受过子宫动脉栓塞治疗。然而，这些治疗措施通常难以解决 DUL 的问题，反而可能导致子宫结构的受损，特别是能量治疗措施可能引起宫腔肌性粘连或对子宫内膜造成不可逆的损伤。

子宫是一个拥有极大修复能力的器官，对于曾经接受过治疗导致子宫结构受损的患者，不应轻言放弃治疗。对于这样的患者，通过 PUSH 手术仍然存在重塑其生育能力的可能性。如图 5-29 所示，展示了一例患者因之前腹腔镜子宫肌瘤挖出手术而导致左侧宫角和近 1/2 宫腔的缺失（图 5-29A）。在接受 PUSH 手术时，患者的宫腔呈窄条状，经过手术切除了 150 个肌瘤，并成功重塑了子宫。术后 5 个月，对于宫腔粘连情况进行了宫腔镜下的分离术（图 5-29B），术后一年通过静脉子宫造影显示子宫肌壁厚度正常，无血流缺损区（图 5-29C）。这表明既往多次手术致子宫严重受损的患者，PUSH 手术对其重塑子宫结构、改善生育能力仍具有临床价值。

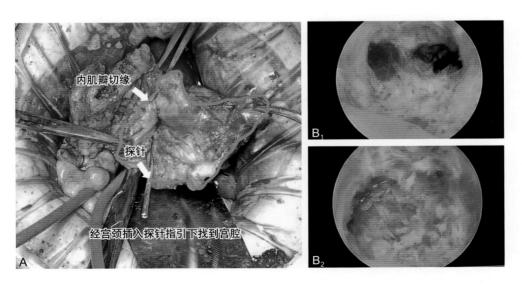

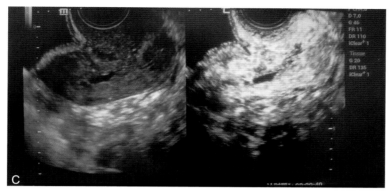

图 5-29　严重受损子宫，PUSH 手术：以往手术切除肌瘤致左侧宫角缺失，此次 PUSH 手术切除 150 个肌瘤，径线多为 2～5mm，最大 3cm

A. 子宫内膜仅余一半，如图中橘色线条所示。$B_1$ 和 $B_2$. 术后 5 个月宫腔镜检查：$B_1$ 宫腔粘连带形成纵隔；$B_2$. 分离粘连后宫腔形态基本正常。C. 超声下静脉造影显示子宫肌层充盈良好，厚度 > 1cm

# 第三节　弥漫性子宫肌瘤病 PUSH 手术
# 对子宫重要功能结构的保存

在进行 DUL 的 PUSH 手术时，为了保留患者的生育能力，除了要彻底去除病灶外，还需要特别注意保护子宫的重要功能结构，主要关注以下方面。

1. 子宫纵切口的位置　子宫纵切口的末端应止于宫颈内口上方 1cm 处，以确保宫颈管黏膜的完整性。这有助于维持宫颈的正常生理功能。

2. 宫底纵切口的设计　在子宫正中做纵切口进入宫腔，避免切开宫体两侧的肌层，以维持宫体肌层的完整性。这有助于保护宫体的结构和功能。

3. 输卵管间质部管腔的保护　在切除病灶的过程中，需保持输卵管间质部管腔的完整性，以保持输卵管功能不受损。

4. 宫腔与子宫内膜的保护　在切除病灶时，要尽量保护宫腔和子宫内膜，以减少损伤。放置宫腔球囊可以降低宫腔粘连的发生率。

5. 子宫肌层的厚度和抗压能力　成型子宫后，要确保子宫肌层具有足够的厚度和抗压力，使其能够在日后妊娠时耐受子宫内的压力增加。这有助于提高患者的妊娠成功率和降低子宫破裂的风险。

上述保护措施的实施可以最大限度地维持和保护子宫的结构与功能，为患者保留生育能力提供有力支持。相关内容已在 DAD 的相关章节中进行详细论述（参见第 4 章第二节）。

## 第四节 弥漫性子宫肌瘤病 PUSH 手术围手术期管理及随访

### 一、手术前评估和围手术期监护

1. 全面评估 DUL 患者通常因月经量增多、贫血、不孕等症状就诊，多数患者经历过多种治疗失败。在手术前，需要进行全面的评估，包括详细了解患者的月经量、贫血程度、既往的生育经历和治疗历史。妇科检查、B 型超声、MR 及肿瘤标志物检测等方法可帮助全面了解患者的病情。

2. 术前停用抑制性腺轴功能的药物 有些患者为了控制月经出血过多，可能采用了抑制性腺轴功能的药物，如促性腺激素释放激素类似物（GnRHa）。该药物可以使肌瘤缩小，致使手术时不能辨认而导致遗留肌瘤。在手术前，需停用这类药物至少 3 个月，以确保手术中肌瘤能够被充分辨认。停药期间，对于月经量增多的情况，需要进行对症治疗。

3. 监测生命体征及防血栓措施 术后需要密切监测患者的血压、心率等生命体征，应注意观察腹腔内出血的征象，并采取防血栓的措施，确保患者的安全和康复。

在手术前的充分评估和围手术期的有效监护是确保手术安全及提高患者康复水平的关键步骤。

### 二、术后随访

DUL 患者 PUSH 术后的随访重点在于评估子宫结构的恢复情况及监测患者的生育能力和复发风险。

1. 预防与治疗宫腔粘连 术后宫腔粘连是需要重点关注和预防的问题。PUSH 手术中放置的水囊通常会在第一次月经来潮时自行脱出，或者可以通过剪断尾管来促使水囊脱出。为了预防宫腔粘连，术后第二次或第三次月经后建议进行宫腔镜检查。在这个时候，宫腔内可能存在一些坏死组织和纤维素，需要在宫腔镜下小心操作去除。术后宫腔镜检查有助于及时处理潜在的宫腔粘连问题。

2. 静脉子宫造影评估子宫肌层修复情况 静脉子宫造影是评价 PUSH 手术后子宫修复情况的重要手段。通过静脉注入造影剂，在 B 型超声下观察子宫的充盈情况，可了解子宫肌层的血流灌注。子宫充盈良好且无充盈缺损区表明子宫肌层修复良好。这项检查通常在术后 3～6 个月进行，可以为医师提供有关患者康复情况的重要信息。如果术后子宫造影仍有缺损区，可酌情于 6 个月后复查。

3. 生育的管理 对于计划妊娠的患者，建议严格避孕 1 年，同时在静脉子宫造影提示子宫肌层修复良好后方可停止避孕。一旦妊娠，需要在整个妊娠期进行密切监测，特别是对于术后子宫结构较为特殊的患者。建议若妊娠期无异常，可以妊娠 36 周后行择期剖宫产手术。

4.严密随访延胡索酸水合酶缺陷型病例　对于子宫平滑肌瘤患者,延胡索酸水合酶(FH)缺陷型是一种相对少见的疾病类型,其与 FH 基因的胚系或体系突变相关。这种胚系突变通常与遗传性平滑肌瘤病和肾细胞癌（HLRCC）综合征有关。在 FH 缺陷型子宫肌瘤作为HLRCC 综合征的伴随疾病时,患者子宫肌瘤的发病年龄较小,且肌瘤数量多,并且肌瘤剔除术后复发率较高。

在作者所在团队,弥漫性子宫肌瘤病实施 PUSH 手术的 40 例患者中,发现肌瘤数量超过 1000 个的 3 例患者均为 FH 缺陷型。因此,对于 DUL 患者,建议常规进行 FH 基因检测,以便了解是否属于 FH 缺陷型。对于已明确为 FH 缺陷型的患者,术后需要进行密切随访,以及时发现并治疗可能发生的 HLRCC 相关性肾细胞癌。

这种定期的随访和监测措施可以有效提高对 FH 缺陷型患者的关注度,早期发现并治疗潜在的疾病,以确保患者获得最佳的治疗效果和生活质量。

# 第6章 PUSH 手术常见问题

## 一、PUSH 手术的释义

**1. 什么是 PUSH 手术?**

PUSH 为 "protection of uterine structure for healing" 的缩写,全名为弥漫性子宫病变重建生育力手术——PUSH 手术 (fertility preservative surgery for diffuse uterine pathologies with protection of uterine structures for healing)。

**2. 常见弥漫性子宫病变有哪些?**

常见的弥漫性子宫病变包括弥漫性子宫腺肌病 (diffuse adenomyosis,DAD)、弥漫性子宫肌瘤病 (diffuse uterine leiomyomatosis,DUL)。

**3. PUSH 手术有何创新之处?**

首先,它能够完全去除病灶,强调了对子宫重要功能结构的保护,以确保手术后子宫的结构完整和功能正常;其次,它强调了对弥漫性病变子宫的全面修复,促进其康复,以应对日后妊娠带来的子宫内压力的增加。这一创新性手术方法已经成功应用于 400 余名弥漫性子宫病变的患者,取得了令人满意的效果。这意味着对于那些患有弥漫性子宫疾病的患者,PUSH 手术为她们提供了一种更好地保留和重塑生育功能的选择。

## 二、PUSH 手术前术式选择的相关问题

**1. PUSH 手术的适应证和禁忌证有哪些?**

(1) DAD 的 PUSH 手术适用于以下情况

1) 严重的痛经:其疼痛程度通过视觉模拟评分法 (visual analogue scale/score,VAS) 达到或超过 8 分。疼痛程度严重影响生活,保守治疗无效。

2) 月经过多导致贫血:因月经多而导致贫血,并且促性腺激素释放激素类似物 (GnRHa)、孕激素疗法、曼月乐等保守治疗效果不满意。

3) 生育问题:经过多种助孕治疗,包括 IVF-ET,仍未能成功妊娠;或不良妊娠史,排除了排卵、输卵管及男方因素;或已持续治疗 2 年或更长时间未成功。

4) 子宫增大:通过妇科检查确认子宫增大程度达到或超过妊娠 12 周大小,并且经过超声或 MR 检查证实存在 DAD。

(2) DUL 的 PUSH 手术适用于以下情况

1) 月经量过多导致贫血:若 DUL 引起了月经量显著增多,进而导致贫血,而且未能

对促性腺激素释放激素类似物（GnRHa）、孕激素治疗或曼月乐等保守疗法产生有效反应，可考虑 PUSH 手术。

2）生育问题：对于曾经经历多种助孕治疗，包括 IVF-ET 等，但未能成功妊娠的患者，PUSH 手术是一种可行的选择。这种情况，不孕可能与子宫内的肌瘤病变有关。

3）子宫增大：若患者的子宫出现明显的增大，伴有压迫膀胱或直肠等症状，并且经过影像学检查提示存在 DUL。

4）常规肌瘤挖出手术后复发：子宫肌瘤术后影像学检查提示存在 DUL（临床常见超声描述可为多发小肌瘤），并出现上述任一情况者。

（3）PUSH 手术不适宜以下情况

1）不符合上述适应证：如果患者不符合上述任何一项适应证，通常不建议进行 PUSH 手术。手术的决策应根据个体情况和病史来决定。

2）其他严重合并症：若患者同时存在其他严重的健康问题或合并症，不能耐受手术者，可能会增加手术的风险。在这种情况下，医师可能会优先考虑其他治疗选择。

3）疑似恶性疾病：如果存在任何迹象或证据表明可能存在癌前病变或恶性疾病，通常不建议进行 PUSH 手术。医师需要进一步评估以排除潜在的恶性病变。

需要特别强调的是，PUSH 手术的适应证和禁忌证应该由经验丰富的医师团队在全面综合评估后确定，并与患者充分沟通，得到患者的理解与配合。

2. 对有生育需求患者，PUSH 手术保护了哪些子宫重要结构？

PUSH 手术中要保护子宫内膜、宫颈管黏膜、输卵管间质部管腔的结构完整及子宫肌层的适当厚度，以利于妊娠及耐受妊娠期子宫内张力的增加。

3. 为何 PUSH 手术中强调子宫重要功能结构的保护？

第一，PUSH 手术中需要保护宫颈管黏膜完整，原因是宫颈管乃子宫通道最狭窄部位，如果剔除病灶或者缝合过程中伤及宫颈管黏膜，可能造成宫颈管粘连，导致宫腔积液、经血流出不畅或逆流及不孕。第二，成型后子宫肌层的厚度能够达到至少 8mm，接近或等同正常子宫肌层厚度，使其能够承受妊娠所带来的压力，防止子宫破裂发生。第三，保护宫角及输卵管间质部的完整性，腺肌病病灶常累及宫角及间质部，如不彻底去除病灶，术后容易复发，但是去除病灶容易伤及该部位，对有生育需求的患者，强调宫角及输卵管间质部结构的保护，为术后自然受孕提供机会。第四，在 DUL 患者中，弥漫性子宫肌瘤可分布于子宫的各个层面，以黏膜下肌瘤比例较高，在手术过程中，强调黏膜下肌瘤剔除过程中尽量保留宫腔黏膜完整性，减少对子宫内膜的损伤。

## 三、PUSH 手术后常见问题

1. PUSH 手术属子宫重建手术，手术时间较长，容易出现哪些并发症？

PUSH 手术最常见的并发症包括术中出血过多、术后发热（感染或局部血肿）及血栓形成。

2. 如何减少 PUSH 手术围手术期并发症的发生？

第一，术前应对患者情况进行全面评估，包括疼痛程度（视觉模拟评分法）、月经量、贫血程度、患者的生育史和手术史，腹部和盆腔检查，B 超和 MR 检查及糖类抗原 125（CA125）等肿瘤标志物检测。第二，若为巨块型 DAD，子宫增大超过妊娠 14 周大小，或合并盆腔子宫内膜异位症及 DIE 者，术前可给予促性腺激素释放激素类似物（GnRHa）预处理。第三，由于 PUSH 手术时间较长，围手术期防血栓护理至关重要。防血栓措施包括术前宣教、基础预防（踝泵运动、保暖、翻身、多饮水等）物理预防（弹力袜、间歇性充气加压治疗）和（或）药物预防，术后鼓励患者尽早下床活动，以减少血栓形成的风险。第四，减少术中出血的措施，包括术中子宫峡部环扎止血胶管，减少出血。手术中注意子宫侧壁多血管区及病变较深涉及子宫血管部位的缝合，以彻底止血避免子宫壁间血肿形成。术中抗生素合理使用，减少感染机会。术后需要密切监测体温、血压、心率等重要生命体征，并注意术后血红蛋白改变，确保患者在术后保持稳定状态。

3. PUSH 术后需要后续治疗吗？

PUSH 术后所有患者均需长期随访，术后严格避孕 1 年，一般情况下无须给予医疗干预措施。在同时合并卵巢子宫内膜异位囊肿、深部浸润型子宫内膜异位症（DIE）且有使用抑制卵巢功能药物指征者，术后补充药物治疗。根据具体情况制订个体化方案，如果患者有生育需求给予 GnRHa 2～3 个周期后改用地诺孕素口服至术后 1 年或希望生育时；如无生育要求，可在 GnRHa 2～3 个周期后改为宫腔内放置曼月乐或口服药物，也可术后直接给予口服药物治疗。

## 四、PUSH 手术的特色及操作相关问题

1. 弥漫性子宫疾病治疗方式中，PUSH 手术有何优势及缺点？

弥漫性子宫病变保留生育功能的手术治疗一直是一个充满挑战的医学问题，对于弥漫性子宫病变，传统保留生育功能的手术方式难以彻底清除病灶，术后复发率高。PUSH 手术建立了针对几乎所有子宫弥漫性病变临床问题的解决方案，其独特之处在于，它能够在完全去除病变的同时，最大限度地保留和重建子宫的关键功能结构，这为弥漫性子宫疾病患者提供了保留生育功能的选择。

但通常情况下，手术治疗并非首选，它是其他保守性治疗手段均无效时的备选方案，而 PUSH 手术在重建生育功能方面获得了满意效果。

2. 传统理念里 DAD 病灶无法剔除干净而易于复发，PUSH 手术如何解决这些问题？

弥漫性子宫病变个体差异大，病灶具有高度异质性，PUSH 手术的成功重在其操作方法与技巧上的改良与创新。PUSH 手术之所以能够彻底去除病灶，其重要的前提条件是重建子宫的缝合技术，这里垂直褥式贯穿缝合使肌瓣间紧密贴合是关键。在此基础上，PUSH 手术建立了针对各种特殊类型与特殊部位病灶的解决方案，并为各种情况下去除病灶后子宫的修复设计了重建方案，从而避免了因病灶残留而复发，并确保重建子宫肌层能够耐受日后妊娠带来子宫内压力的增加。

3. 剖开子宫时如何能准确进入宫腔？

通过双侧输卵管子宫结合部、圆韧带附着点及触摸宫颈位置，辨别宫腔中线所在，选择切口的切入点。在病灶主要位于子宫一侧或子宫的前壁或后壁病灶为主，导致子宫不对称时，上述子宫表面标志对确定切口位置及走行非常重要。切开肌层后，通过双侧圆韧带并触摸宫颈位置，调整切口方向以便沿宫腔中线进入宫腔。遇宫底巨块型病灶时，在切开肌层过程中容易偏离中线，此时仍可依据上述子宫表面标志调整切口方向，使切口沿宫腔中线切入。

4. PUSH 手术成型子宫能否耐受妊娠？

传统的缝合方法难以保证多层肌瓣间的贴合紧密，改进方法是采用垂直褥式贯穿缝合，以确保肌瓣间能够紧密贴合。特别是外肌层型巨块型腺肌症，病灶切除后的外肌瓣既大又薄，经垂直褥式贯穿的方法采用肌瓣折叠缝合和橘皮样缝合，可增加成型后子宫肌层的厚度达到正常或接近正常，从而耐受妊娠造成的子宫内压力的增加。

5. 肌瓣重叠缝合过程中如何避免穿透宫腔？

在缝合开始时，保持宫腔开放状态。首先缝合子宫前后壁最低点，接下来缝合两侧多血管区，必要时术者手指进入宫腔指示，避免缝合肌层的缝线穿透宫腔。当以上重要部位缝合完毕，再关闭宫腔。

6. 如何避免术后子宫肌壁间血肿？

子宫肌壁间血肿形成原因是肌瓣创面的血管未充分缝扎，出血部位多为子宫侧壁的多血管区和肌瓣创面上较大的血管。解决方法为在剔除病灶过程中，缝扎所有肉眼可见的血管断端，特别是靠近子宫动脉上下支走行的部位；切除病灶后松开子宫峡部的环扎，钳夹并缝扎出血点；贯穿缝合子宫侧壁内外肌瓣间的多血管区，再次松开子宫峡部环扎，对活动出血部位进一步钳夹缝扎。

7. 缝合内外肌瓣时，有的穿透浆膜，有的没有穿透浆膜，两种情况有什么区别？怎么选择？

贯穿缝合（穿透浆膜）是为了各层肌瓣之间紧密贴合。对于非多血管区且上下层肌瓣组织均软的部位可以不做贯穿，仅常规缝合两层间组织。

## 五、PUSH 手术围手术期管理与生育相关问题

1. 剖宫产术后有时要求避孕两年，PUSH 手术后只避孕一年就可以妊娠吗？

因 PUSH 手术创新的缝合方法，术后 1 年子宫肌层已经愈合良好，无须等待两年再妊娠。

2. PUSH 术前是否需要药物干预？

子宫腺肌病患者的子宫增大，如果子宫体积大于妊娠 14 周大小，建议术前注射 GnRHa 2 ～ 3 个周期，子宫缩小后再行手术治疗。

3. 有生育要求患者，术前需要做哪些检查与准备？

除常规术前检查外，还需要对生育功能进行评估，包括卵巢储备功能、子宫内膜情况、

输卵管通畅性及精液分析等，了解患者是否合并其他不孕因素。对于卵巢储备功能下降或因其他因素需要 IVF-ET 辅助妊娠，可先行辅助生殖技术获取胚胎，冷冻保存，再行 PUSH 手术。如有输卵管因素不孕，于手术中同时评估并处理输卵管病变。

4. 有生育要求的 DAD 患者，PUSH 手术是首选的治疗方式吗？

手术治疗对 DAD 患者并不是首选的治疗方法，而是作为所有其他保守性治疗手段均无效时的方案。PUSH 手术提供了一种疗效确切、能重塑生育力的手术治疗方法。

5. 有生育要求的弥漫性子宫疾病患者，如何选择受孕方式？

子宫腺肌病患者大部分通过保守性治疗可获得妊娠，如 GnRHa 预处理使子宫缩小后可尝试自然妊娠；存在输卵管因素、卵巢因素等导致不孕的情况时，选择相应治疗以增加妊娠的概率；也可选择 IVF-ET 辅助妊娠，对于子宫较大者可以冷冻胚胎，注射 GnRHa 待子宫缩小后进行胚胎移植。在上述治疗均未获成功，可通过 PUSH 手术改善生育力，术后可自然受孕或 IVF-ET 成功。

6. PUSH 手术是根据年龄和有无生育要求确定剔除病灶的范围吗？

不是的。PUSH 手术的核心之处在于，它能够完全切除病灶，同时最大限度地保留和修复子宫的关键功能结构。彻底去除病灶是解除症状及避免术后复发的根本因素，因此，无论年龄及有无生育要求都要彻底去除病灶，即使暂时无生育要求，也应保护好子宫的重要功能结构。

7. 接受 PUSH 手术的患者术后如何随访？随访内容包括哪些？

DAD 与 DUL 均为雌激素依赖性疾病，在绝经前需要长期管理。PUSH 手术后需要观察痛经改善、月经量变化及贫血改善等情况。术后 1 个月、3 个月和 6 个月复查 B 超、子宫静脉造影或 MR，了解子宫肌层恢复情况，有生育要求患者术后要行宫腔镜检查，了解宫腔情况。PUSH 手术 1 年以后每年定期随访。

8. PUSH 术后防止复发的措施有哪些？什么情况下需要采取这些方法？

PUSH 术后临床症状改善率达 100%，3 年以上持续改善率近 97%，仅极少数患者术后复发或重新出现症状。根据术中情况，如复发风险较大（如合并卵巢子宫内膜异位囊肿、盆腔残余病灶或 DIE 及年轻患者），有用药指征者，可放置曼月乐或服用地诺孕素及口服短效避孕药长期管理。一般患者术后长期随访，若重新出现症状，及早进行干预。

9. 有生育要求的 PUSH 术后患者，避孕时间有哪些要求？

成型后子宫的修复需要一定时间，为避免妊娠期子宫破裂，术后需要避孕 1 年。有条件者在妊娠前通过 B 超、子宫静脉造影或 MR 了解子宫修复情况则更好。

10. 在 PUSH 术后 1 年内严格避孕期间，需要进行什么检查及治疗手段？

术后 1 年内，主要观察症状改善情况，如痛经改善及月经量变化等，在术后 3～6 个月，B 超、子宫静脉造影或 MR 检查了解子宫肌层血流恢复情况及输卵管通畅性，对于病变累及子宫内膜的患者，于术后 3～6 个月行宫腔镜检查了解宫腔情况，如有宫腔粘连，则进行相应处理。患者合并其他类型子宫内膜异位症有药物治疗指征者，术后补充药物治疗。

11. 如何评估 PUSH 术后的治疗效果？

PUSH 术后的手术效果评价包括临床症状（患者自我感受、痛经及月经量改善情况）、盆腔检查及辅助检查（B 超、MR、子宫血流恢复情况及血中 CA125 水平）等。

12. PUSH 术后评价子宫功能及能否耐受妊娠的指标有哪些？

（1）通过盆腔检查及影像学检查了解子宫是否恢复正常。

（2）通过 B 超子宫静脉造影或 MR 了解子宫肌层血流充盈情况、是否有缺失及子宫肌层的厚度。

（3）通过宫腔镜检查了解宫腔形态、子宫内膜厚度及有无宫腔粘连。

13. PUSH 术后患者妊娠期的注意事项有哪些？

PUSH 术后患者出院时应详细告知病情及注意事项，一旦确定妊娠，建议到三级医院行超声检查以确定宫内妊娠及了解胎儿情况，早孕建档时患者应主动告知产科医师手术史，建立高危妊娠档案，妊娠期全程由高年资产科医师管理，妊娠期一旦出现异常，及时住院。

14. PUSH 术后妊娠患者在妊娠晚期有哪些需要特别注意的事项？

建议妊娠 34～35 周住院观察，用超声监测子宫情况，并动态监测胎心与宫缩，胎儿成熟后择期行剖宫产。

15. PUSH 术后妊娠患者分娩方式如何选择？

PUSH 术后以剖宫产终止妊娠为妥，目前尚无经阴道分娩的先例。

16. PUSH 术后妊娠患者，建议终止妊娠周数及入院待产时间是什么时间？

建议 34～35 周入院待产，根据胎儿成熟情况及胎心与宫缩情况，妊娠 37 周后择期终止妊娠。

17. PUSH 手术患者，可以多次妊娠吗？

可以。本中心 PUSH 术后妊娠患者，剖宫产术中见子宫肌层厚度正常，均未见明显薄弱区域。其中 1 例患者 3 次妊娠，2 次足月剖宫产。PUSH 手术采用垂直褥式贯穿缝合方法重建的子宫，能够很好地耐受妊娠期子宫张力的增加。

18. 完成生育计划后，是否需要采取措施减少疾病复发？

子宫腺肌病为雌激素依赖性疾病，完成生育后仍需要长期管理。若再次出现痛经或月经量增多症状或子宫增大，可宫腔放置曼月乐、口服地诺孕素或短效避孕药。

19. 如果 PUSH 术后复发，如何处理？

子宫腺肌病需要长期管理，在 PUSH 术后长期随访过程中，一旦有复发迹象（再次出现痛经或经量增多），或辅助检查提示子宫腺肌病可能，可予以药物对症治疗。

20. PUSH 术后复发保守治疗无效，患者希望保留生育功能可以行二次 PUSH 手术吗？

可以，目前已经有 2 例患者因 DAD 复发再次行 PUSH 手术，目前分别随访 1 年与 3 年，患者无任何症状，子宫大小正常。

21. PUSH 有年龄限制吗？

没有。绝经前有强烈意愿保留子宫的 DAD 与 DUL 患者都可以手术。

# 第 7 章　典型病例分析

## 一、PUSH 术后足月妊娠自然临产示子宫肌层对宫缩的耐受力良好

【病例摘要】

患者李 ×，32 岁。

主诉：继发性痛经进行性加重伴经量增多 7 年。

现病史：患者既往月经规则，于 7 年前早孕行"人工流产术"，术后开始出现痛经，伴经期延长至 14 天，经量增加 1 倍，痛经加重，VAS 评分 8 分，经期需口服镇痛药物。3 年前曾因"重度贫血"在当地医院静脉输血治疗，宫腔放置曼月乐，2 个月自行脱落。2 年前 B 超提示子宫增大约 84mm×80mm×68mm，肌壁回声不均，诊断为"子宫腺肌病"，给予促性腺激素释放激素类似物（GnRHa）6 个周期后放置曼月乐，2 个月再次自行脱落。7 个月前重复应用 GnRHa 6 个周期，因要求保留生育功能手术于 2019 年 11 月 29 日入住北京大学深圳医院。

既往史：2014 年行"腹腔镜下阑尾切除术"。

月经婚育史：月经 14 岁初潮，5～7/28 天，量中等，无痛经。7 年前出现痛经如前述。孕 2 产 1 人工流产 1，8 年前妊娠 32 周早产 1 次，早产儿畸形未存活。

体格检查：身高 158cm，体重 75kg，BMI 30.0kg/m²。

妇科检查：腹平软，未触及包块，无压痛。已婚经产型外阴，阴道通畅，宫颈光滑，子宫前位，增大如妊娠 3 个月大小，质中偏硬，子宫活动好，无压痛，双附件未触及。

辅助检查：2019 年 1 月 29 日 B 超（GnRHa 治疗 6 个周期后）示子宫切面大小为 78mm×86mm×73mm，子宫球样增大，后壁明显增厚，肌层内可见细小的增强回声区和低回声区交织混杂，子宫内膜厚约 7mm。CDFI：宫壁见点条状血流，血流信号未见明显增加。双侧附件区未见明显肿块回声。提示：弥漫性子宫腺肌病（DAD）。外周血 CA125：31.6U/ml。

入院诊断：① DAD；②肥胖症。

诊疗经过：2019 年 12 月 2 日在全身麻醉下行 PUSH 手术，行下腹纵切口。探查盆腔：子宫增大如妊娠 3 个月大小，右侧卵巢与右盆壁间粘连，左侧卵巢及双侧输卵管无明显异常。提起子宫，将垂体后叶素 6U、缩宫素 10U 溶入 10ml 生理盐水中，行子宫肌层注射，以止血胶管环扎子宫峡部压迫子宫动脉止血，每 20 分钟松开一次。于宫底正中纵行切开子宫浆肌层进入宫腔，延长切口至宫颈内口上方 1cm。子宫后壁明显增厚约 4cm，前壁肌层厚约 1.5cm，依次切除子宫左前、左后、右前、右后壁间病灶，左宫角输卵管间质部管腔

周围病变严重，插入输卵管导丝示输卵管间质部管腔闭塞，闭塞段约 1cm，切除闭塞段。在输卵管伞端与宫腔端分别插入导丝引导，找到输卵管间质部闭塞段近端与远端管腔，于宫角处外肌瓣内侧行显微输卵管端 - 端吻合术。常规关闭宫腔，左右外肌瓣重叠，成型子宫。手术时间 150 分钟，出血 100ml，切除腺肌病病灶标本重 110g。术后病理：子宫腺肌病，左侧输卵管间质部见厚壁血管，纤维胶原增生，管腔闭塞。

术后处理及随访：术后继续给予 GnRHa 治疗 4 个周期，停药后无自觉不适，当地复查子宫正常。

生育情况：术后 2 年有生育需求，停止避孕 2 个月后自然妊娠，妊娠期顺利。患者于妊娠 34 周在当地医院住院待产。B 超提示胎盘位置于子宫左侧宫角处。于妊娠 36 周时自然临产，于规律宫缩 2 小时后行 B 超检查，见胎盘附着处左侧宫角肌层厚度 5mm，宫缩时变薄，宫缩间歇期肌层厚度恢复。即行剖宫产术，分娩男婴，体重 2650g，Apgar 评分 1 分钟 8 分、5 分钟 10 分。手取胎盘，胎盘完整。探查子宫：左侧宫角凸出，胎盘附着处肌层较薄，浆膜层呈紫色（图 7-1）。注射宫缩剂、按摩子宫后子宫收缩好。子宫收缩后两侧宫角对称，左侧宫角处肌层厚度同右侧（图 7-2）。手术出血 150ml，术后恢复良好。

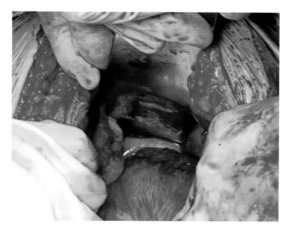

图 7-1 剖宫产术中见左侧宫角凸出，局部浆膜层呈紫色，肌层较薄、完整

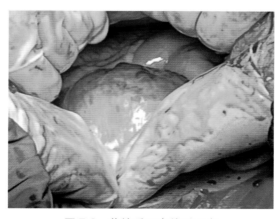

图 7-2 收缩后子宫外形正常

【病例分析】

该病例为经产妇，PUSH 术后自然妊娠，于妊娠 36 周自然临产，规律宫缩后 2 小时行剖宫产。该患者为本中心 PUSH 术后妊娠者中唯一自然临产后行剖宫产的病例。虽为左侧宫角处妊娠，术前超声提示宫缩时胎盘附着处肌层变薄，但术中证实子宫肌层完整，无先兆子宫破裂，子宫收缩后两侧对称，肌层厚度正常。该病例胎盘附着于宫角病变切除重建侧，且自然临产规律宫缩 2 小时后，局部肌层完好，说明 PUSH 式式采用垂直褥式贯穿缝合肌瓣重叠法子宫成型，重建的子宫肌层耐压性好，切除输卵管间质部闭塞段并端 - 端吻合后重建的宫角处结构正常。

## 二、DAD 病灶侵及宫颈伴宫颈功能不全 PUSH 术及宫颈环扎术后成功妊娠

【病例摘要】

患者董 ××，34 岁。

主诉：痛经 20 余年，进行性加重 5 余年。

现病史：患者 14 岁月经初潮即出现痛经，可忍受，未特殊诊治。近 5 年痛经进行性加重，经期无法正常工作和生活，需要卧床休息，伴恶心、呕吐、腹泻及肛门坠胀感，VAS 评分 10 分，需服用镇痛药。月经周期、经期及经量无改变。2018 年外院诊断"子宫腺肌病"，建议尽快完成生育。2019 年 1 月至 2020 年 11 月 3 次晚期流产，行"清宫术"。末次妊娠 2020 年 10 月于妊娠 15 周行"宫颈环扎术"，妊娠 19 周时晚期流产。给予 GnRHa 肌内注射 2 个周期后于 2021 年 4 月 8 日入住北京大学深圳医院。

既往史：2015 年外院行腹腔镜下子宫肌瘤切除术。

妇科检查：已婚外阴，阴道通畅，宫颈光滑，子宫增大如妊娠 3 个月大小，双附件区未扪及明显异常。

辅助检查：2020 年 12 月 7 日 B 超：子宫大小为 112mm×96mm×110mm，回声增粗不均，后壁明显增厚，提示 DAD。

2021 年 4 月 8 日 B 超（GnRHa 治疗 2 个周期后）：子宫大小约 74mm×75mm×61mm，形态失常，球样增大，肌层可见细小的增强回声区和低回声区交织混杂。

2021 年 4 月 8 日 CA125：77.3U/ml，CA19-9：47.9U/ml。

诊疗经过：2021 年 4 月 12 日行 PUSH 手术。术中见子宫增大如妊娠 3 个月大小，表面凹凸不平，子宫后壁与肠管致密粘连，直肠表面可见大小约 10mm×10mm 异位病灶。左侧卵巢表面见 10mm×8mm 异位病灶，右侧卵巢及双侧输卵管外观正常。分离盆腔粘连，去除直肠表面病灶。纵行剖开子宫，分 4 块切除病灶。子宫病灶侵及全子宫，双侧宫角部病灶围绕输卵管间质部管腔四周（图 7-3）。经输卵管伞端逆行插入导丝，以此作支架剔除双侧宫角部输卵管间质部周围病灶（图 7-4）。延长后壁浆肌层纵切口切除宫颈后壁病灶，病灶最低点达宫颈内口下方 2cm（图 7-3）。经腹于宫颈峡部水平行宫颈环扎术。常规关闭宫腔（图 7-5），以"戴帽子"方法成型双侧宫角（图 7-6），双侧外肌瓣重叠法成型子宫（图 7-7）。术中出血 300ml，手术时间 240 分钟。术后病理：符合子宫腺肌病，直肠浆膜层子宫内膜异位症。

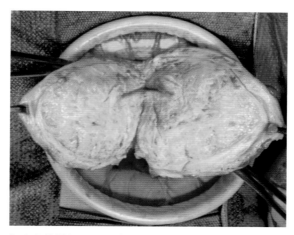

图 7-3　沿宫腔中线纵行剖开子宫，弥漫性子宫病变侵及全子宫，后壁为重

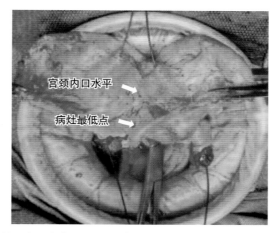

宫颈内口水平

病灶最低点

图 7-4　插入双侧输卵管导丝，在导丝指示下切除输卵管间质部管腔周围病灶。图为切除子宫及宫颈病灶后（俯视图）

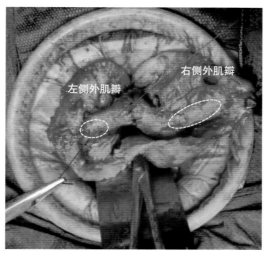

左侧外肌瓣　右侧外肌瓣

图 7-5　关闭宫腔后（虚线区域为输卵管间质部）

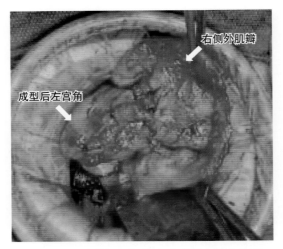

图 7-6  以"戴帽子"的方法成型左侧宫角后

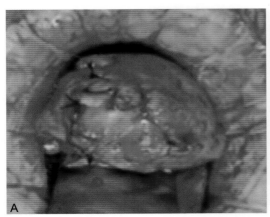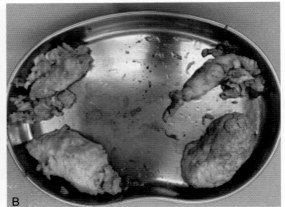

图 7-7  成型后子宫及切除的病灶标本

　　术后处理及随访：继续给予 GnRHa 治疗 4 个周期。术后 3 个月宫腔镜检查见宫腔形状正常，宫腔内少许条索膜状粘连带，宫底部正中肌性组织稍隆起（图 7-8），分离粘连，以微型剪横行剪开宫底隆起处。术后 1 年复查宫腔镜，宫腔形态及子宫内膜正常，停止避孕。

　　生育情况：停止避孕 9 个月未孕，遂行辅助生育治疗，经 IVF-ET 辅助妊娠，超声提示胎盘附着于子宫后壁，于妊娠 24 周出现不规则宫缩，住院保胎，于妊娠 28$^{+1}$ 周行剖宫产，早产儿体重 1275g，Apgar 评分 1 分钟 9 分。胎儿娩出后探查子宫，子宫前壁正中纵行凹陷，宫底部肌层较薄，宫颈管长约 3cm。子宫收缩好，出血 100ml，术后恢复良好。

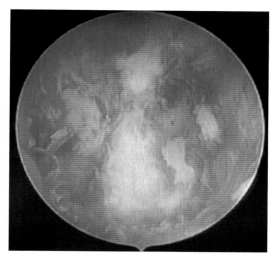

图 7-8　术后 3 个月宫腔镜图

【病例分析】

本例患者曾反复中期妊娠流产病史，于妊娠 15 周经阴道行宫颈环扎术后仍然再次流产。分析其原因主要为腺肌病病灶侵及宫颈内口下方，宫颈质地变硬，导致宫颈环扎线无法扎紧，并且布满弥漫性病灶的子宫肌层弹性降低，难以随孕周相应扩张，因此无法维持妊娠。Tamura 等报道的一项纳入 65 个机构 272 例患者的多中心回顾性研究（Tamura H 等，2017），发现宫颈功能不全的发生率随着 DAD 子宫增大的程度而增加，病灶大于 6cm 患者的宫颈功能不全发生率达 15%。笔者认为，其原因与病变子宫肌层弹性降低导致宫内压增加和子宫慢性炎症引起宫缩有关。

本例患者曾多次晚期流产，宫颈环扎无效。实施 PUSH 手术去除了子宫肌层弥漫性病变及宫颈部病灶后行宫颈环扎术，从而改善了妊娠结局。此次妊娠 28$^{+1}$ 周发生早产时，患者宫颈长度约 3cm，宫颈口未开，其早产原因非宫颈功能不全所致。该患者既往曾接受"腹腔镜肌瘤剔除术"及多次刮宫，剖宫产时亦见宫底部肌层较薄。因此，其早产原因考虑系子宫肌层薄弱且弹性差，随着孕周增加，子宫的张力增加诱发宫缩，从而导致早产。

## 三、PUSH 术后 3 次自然妊娠 2 次足月妊娠剖宫产术

【病例摘要】

患者余 × ×，23 岁。

主诉：痛经 3 年，加重伴经期延长、经量增多 1 年。

现病史：患者 3 年前无明显诱因出现痛经，经期需服用镇痛药。近 1 年来经期延长至 15 天，月经量增多为平素月经量的 2 倍，痛经逐渐加重，VAS 评分 9 分。B 超提示：子宫腺肌病伴腺肌瘤。9 个月前开始给予 GnRHa 治疗 3 个周期，停药月经复潮后经量与痛经等症状同前。2 个月前再次给予 GnRHa 治疗，1 周前注射第 2 针，于 2012 年 11 月 1 日

入住北京大学深圳医院。

月经婚育史：15 岁月经初潮，7/30 天，经量多，结婚 1 年，孕 0 产 0。

妇科检查：已婚未产型外阴，阴道通畅，宫颈光滑，子宫增大如妊娠 2 个月大小，质硬，活动可，双侧附件区未触及。三合诊：子宫直肠凹触及多个痛性结节。

辅助检查：2012 年 8 月 20 日 B 超示子宫大小为 81mm×78mm×70mm，球样增大，后壁明显增厚，厚度为 45mm，肌层内光点增粗，杂乱，强弱回声不一，以子宫后壁为甚，子宫内膜线前移，子宫内膜厚约 8.8mm，回声欠均匀，考虑子宫腺肌病声像改变。血 CA125：55.13U/ml。

诊疗经过：2012 年 11 月 5 日在全身麻醉下行 PUSH 手术，术中见子宫增大如妊娠 2 个月大小，后壁肌层明显增厚，质硬，子宫底部及后壁见炎性滤泡样改变，双侧附件外观未见明显异常。行 PUSH 手术，术后子宫体积正常大小。手术时间 170 分钟，出血 100ml。术后病理：子宫腺肌病。

术后处理及随访：术后继续给予 GnRHa 3 个周期。严格避孕 1 年。

生育情况：停止避孕 2 个月自然妊娠，早孕期稽留流产以旋动式可视人工流产方法行清宫术。术后 18 个月再次自然妊娠，于妊娠 34 周提前住院观察，妊娠 35 周择期行子宫下段剖宫产术，术中见大网膜、腹膜、双侧输卵管与子宫后壁间疏松粘连，子宫肌层无明显薄弱区，新生儿重 2450g，Apgar 评分 1 分钟 10 分。子宫收缩欠佳，按摩子宫后好转，术中出血 200ml。剖宫产术后 1 年（2016 年 3 月）第 3 次自然妊娠，于妊娠 37 周因自然临产入院，入院时查：宫颈管消失，宫口开大 1cm，胎头棘上 2cm，Bishop 评分 8 分。急诊行剖宫产术，新生儿体重 2500g，Apgar 评分 1 分钟 10 分。子宫收缩好，术中出血 150ml。

PUSH 术后 7 年（2019 年 3 月）因出现经期腹痛 1 个月就诊，VAS 评分 2 分。B 超：子宫形态饱满，前后径 50mm，子宫内膜厚 8mm，遂予以在宫内放置曼月乐。其后月经规律，无痛经，子宫正常大小。于 2023 年 7 月更换曼月乐（图 7-9）。

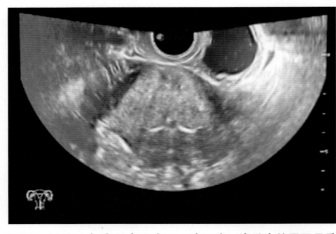

图 7-9　PUSH 术后 11 年 B 超示子宫正常（宫腔内放置曼月乐）

【病例分析】

本例患者为本手术团队较早实施的 PUSH 手术，亦为 PUSH 术后首例宫内妊娠至妊娠晚期的患者。由于当时 PUSH 团队对该术式尚处于探索阶段，术后子宫肌层的修复对妊娠所带来张力增加的耐受力缺乏相关数据。因此，于妊娠 34 周提前住院观察，严密监护下期待至妊娠 35 周，评估胎儿已成熟，择期行剖宫产术终止妊娠。术中探查子宫肌层修复良好，整个子宫无明显薄弱区域，胎儿娩出后子宫收缩好。从本例分析，PUSH 术后妊娠患者妊娠晚期给予严密监测，在保证母婴安全的前提下，可期待至足月。该患者第 3 次妊娠（第 2 次晚期妊娠）时，孕足月自然临产后行剖宫产术。术中探查子宫肌层无薄弱部分，证明 PUSH 术后子宫修复良好，子宫肌层足以耐受妊娠带来的子宫张力的增加。该病例自实施 PUSH 手术至今随访时间已达 12 年之久，并经 3 次妊娠，2 次分娩。于术后 7 年出现轻微痛经，有复发迹象时即给予及时干预，宫内放置了曼月乐起到了避孕并预防复发的作用，患者的体验感良好。因此，DAD 实施 PUSH 手术后长期管理十分重要，严密随访，及时干预方能保证良好的远期效果。

## 四、PUSH 术后并发"子宫动静脉瘘"行子宫切除术

【病例摘要】

患者夏 ××，40 岁。

主诉：继发性痛经 8 年，进行性加重伴经期延长、经量增多 4 年。

现病史：14 岁月经初潮，月经规则，7/30 天，量中，无痛经。8 年前（2008 年）于放置宫内节育器 2 年取环后开始出现痛经，4 年前开始经期延长至 10 天，经量增多伴大血块，同时其痛经进行性加重。近 2 年痛经严重影响正常生活，VAS 评分 7 ～ 8 分，需服镇痛药，月经量进一步增加，为既往经量的 3 ～ 4 倍，伴贫血。血红蛋白 80g/L，B 超提示子宫腺肌病。3 个月前于北京大学深圳医院就诊，子宫如妊娠 3 个半月大小，诊为 DAD，给予 GnRHa 治疗 2 个周期后于 2016 年 2 月 16 日入院。

婚育史：孕 3 产 1，末次妊娠 2012 年，为早孕期稽留流产行清宫术。

妇科检查：外阴已婚已产型，阴道通畅，宫颈光滑，子宫增大如妊娠 2 个月大小，质硬，活动可，无压痛，双侧附件未触及。

辅助检查：2015 年 12 月 15 日 B 超示子宫大小 90mm×87mm×103mm，球样增大，肌层可见细小的增强回声区和无回声交织混杂，符合子宫腺肌病声像。GnRHa 治疗 2 个周期后（2016 年 2 月 16 日）复查 B 超：子宫体积球样增大，前后径约 64mm。

诊疗经过：2016 年 2 月 18 日行 PUSH 手术，术中见子宫球形增大，如妊娠 2 个月大小，子宫后壁肌层明显增厚、质硬，双侧输卵管、卵巢无异常。PUSH 术后子宫体积稍大于正常。手术时间 85 分钟，出血 100ml。术后病理：子宫腺肌病伴腺肌瘤。

术后处理及随访：患者于术后第 5 天出院，术后第 10 天突发大量阴道出血急诊入住北京大学深圳医院，出血量约为平时月经量的 3 倍，伴血块，无伴发热、腹痛及肛门坠胀感等不适。住院后阴道出血自止。妇科检查：阴道内见少量血性分泌物，血红蛋白 108g/L。

B 超：宫壁回声不均匀，后壁明显，范围约 69mm×32mm，内见散在强回声斑，子宫内膜线居中，厚约 3mm，宫腔未见积液，盆腔无明显积液。观察 24 小时无阴道出血，遂出院。术后第 19 天患者再次出现阴道大量出血伴头晕，于外院静脉输注红细胞悬液 4 单位，出血自然停止。术后第 25 天第 3 次大量阴道出血，急诊入住北京大学深圳医院。入院后考虑动静脉瘘可能，即行血管造影并予以子宫动脉栓塞术，给予静脉输注红细胞悬液 2 单位及血浆 200ml，复查血红蛋白 86g/L。24 小时后阴道出血较前减少但未止，建议放置宫腔球囊压迫止血，患者及家属要求切除子宫，遂行全子宫切除术。剖检标本：子宫底靠近右侧宫角处肌壁间见约 3cm 的血管团，管壁扩张，其中多个直径 0.2～0.5cm 大小动静脉瘘，并与宫腔相通，宫腔内见陈旧血凝块（图 7-10）。子宫前壁纵切面 PUSH 手术内外肌瓣重叠的部位无肌层间叠加的分界。前壁纵切面全层取材，显微镜下无纤维化及瘢痕形成等改变（图 4-28B），术后恢复顺利，7 天出院。

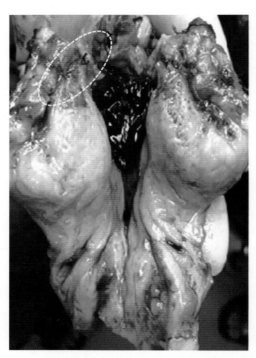

图 7-10　切除子宫标本：虚线内区域为动静脉瘘部位

【病例分析】

　　动静脉瘘（arteriovenous fistula，AVF）指发生在动脉和静脉之间的异常交通，发生在子宫的动静脉瘘（uterine arteriovenous fistula，UAVF）是异常子宫出血较为少见的原因。文献中首例 UAVF 由 Dubreuil 和 Loubat 于 1926 年报道（Dubreuil G 和 Loubat E，1926）。UAVF 的成因分为先天性或获得性。获得性 UAVF 可由感染、创伤、肿瘤等原因导致子宫动静脉之间异常交通所致，可见于流产、清宫、剖宫产、肌瘤剥出及宫腔镜等子宫手术之后。病变处子宫动脉与静脉之间直接相连通，与动脉相连通的静脉在较高压力的动脉血流冲击下，迂曲扩张，形成异常血管丛、血管瘤样改变，并破裂出血。扩张的静脉破裂出血，局部减压，血管闭合，可自然止血，在高压力动脉血的冲击下静脉血管进一步扩张，并再次出血。因此，临床可表现为反复间断性子宫出血，虽容易止血，但是间断性反复出血且出血量随着出血次数的增加而增加。临床上，子宫动脉栓塞术是希望保留生育功能患者的一线治疗手段，严重患者需要子宫切除术。本例患者 PUSH 术后出现 UAVF 考虑与子宫两侧肌层病灶剔除后肌壁间血管暴露而在创面的动脉和静脉之间形成异常交通。与该患者同期另一例 PUSH 术后 1 个月阴道不规则出血，超声诊断为 UAVF，经子宫动脉栓塞治愈。由于此两例 PUSH 术后 UAVF 并发症，手术团队改进手术方法，对切除病灶过程中所有暴露血管均予以钳夹缝扎，并在切除病灶后松开子宫峡部环扎，钳夹缝扎所有出血点（见图 4-10）并缝合多血管区（见图 4-11）。按照此方法，在接下来的近 400 例手术中未再出现 UAVF 并发症。另外，本例的病理结果也告诉我们，PUSH 术式肌瓣重叠重建子宫在术后 4 周其内外层肌瓣相互重叠的部位已经愈合良好。

## 五、PUSH 术后复发患者二次 PUSH 手术获满意疗效

【病例摘要】

患者余 × ×，35 岁。

主诉：痛经 4 年，进行性加重 2 年。

现病史：患者 13 岁月经初潮，5/25 天，经量中等。于 2010 年出现痛经，VAS 评分 4 分。2012 年行早孕期人工流产术，自术后痛经明显加重，VAS 评分 10 分。B 超提示子宫腺肌病，建议尽快妊娠。试孕 1 年未孕，3 个月前在外院 IVF-ET 未成功。遂于 2 个月前就诊于北京大学深圳医院，查子宫增大如妊娠 3 个月大小，诊断为 DAD，给予 GnRHa 2 个周期后于 2014 年 8 月 11 日住院。

既往史：1999 年行阑尾切除术。2013 年 7 月外院因"宫腔粘连"行宫腔镜下粘连松解并放置宫内节育器。2013 年 11 月宫腔镜取出节育器。

婚育史：已婚，孕 3 产 0，人工流产 3 次。

妇科检查：已婚未产外阴，阴道通畅，宫颈光滑，子宫前位，增大如妊娠 2 个月大小，质中偏硬，活动差，双附件区未扪及明显异常。

辅助检查：2014 年 7 月 29 日 B 超示子宫大小为 74mm×58mm×64mm，球样增大，后壁明显增厚，见范围约 71mm×37mm 细小的增强回声区和低回声区交织混杂，子宫内膜线前移，厚度约 6mm。提示子宫腺肌病合并腺肌瘤。2014 年 8 月 11 日外周血 CA125：71.6U/ml。

诊疗经过：2014 年 8 月 14 日行 PUSH 手术，术中见子宫球形增大，如妊娠 2 个月大小，质硬，子宫表面可见大量异形血管及数个紫蓝色异位病灶，子宫后壁与肠管粘连，直肠凹封闭，左侧输卵管与左侧卵巢粘连，右侧输卵管与子宫后壁粘连。分离盆腔粘连后行 PUSH 手术，子宫成型后较正常子宫稍小。术后病理：子宫腺肌病及腺肌瘤。

术后处理及随访：术后继续给予 GnRHa 4 个周期。停药后月经复潮，经量较前减少，无痛经。术后 5 年（2019 年）再次出现经期腹痛，VAS 评分 3 分。B 超：子宫球样增大为

62mm×67mm×51mm，肌层可见细小的增强回声区和低回声交织混杂，后壁中段可见低回声区，边界欠清，大小约 27mm×14mm，子宫内膜厚 5mm，考虑子宫腺肌病复发可能。因患者无生育要求，建议宫腔放置曼月乐，患者未遵医嘱。

术后 7 年（2021 年 7 月）月经不规则，因停经 4 个月复诊。B 超：子宫切面大小为 93mm×86mm×74mm，形态失常，体积球样增大，肌层内见细小的增强回声和低回声交织混杂，可见散在小暗区。宫腔内见范围 37mm×19mm 的稍高回声团，局部与肌层分界不清，内部回声不均，内见较丰富血流信号。CA125：120.2U/ml。因考虑子宫腺肌病复发及宫腔占位性质待查，行宫腔镜检查，宫腔镜下见宫颈下段被白色纤维粘连带封闭，封闭段约 3cm，分离后见双侧输卵管开口，术后宫深 7.5cm。子宫内膜活检，病理为增生形象子宫内膜。

此后痛经呈进行性加重，至 2023 年 1 月（PUSH 术后 8 年）VAS 评分 10 分，伴经量增多，约为平时月经量的 3 倍。盆腔检查：子宫增大如妊娠 3 个月大小，质中偏硬，无明显触痛。B 超：子宫大小为 101mm×91mm×79mm，肌层明显增厚，子宫内膜厚 9mm，回声不均，提示 DAD 复发。血清 CA125：252.3U/ml；FSH：5.5U/L；LH：2.28U/L；雌二醇：48pg/ml。患者拒绝切除子宫，要求再次保留生育手术。

于 2023 年 2 月 6 日行第 2 次 PUSH 手术，术中见子宫均匀性增大，如妊娠 3 个月大小，子宫浆膜面可见多处紫蓝色异位病灶，并见粗大蚯蚓状异形血管（图 7-11）。于宫底纵行切开子宫进入宫腔见宫腔狭窄，宫腔中下段子宫内膜正常，宫底部有肌性粘连带，子宫前后壁增厚，前壁肌层厚 3.5cm，后壁肌层厚 3cm，肌层弥漫性腺肌病灶及大量 3～5mm 的囊性结构，囊内见子宫内膜及清亮黏液（图 7-12）。宫腔内膜与黏膜下肌层分界不清，前后壁病灶在子宫侧壁贯通，病灶深达宫颈内口下方 4cm，切除宫颈病灶后前后壁内外肌瓣之间均见子宫动脉分支裸露，钳夹缝扎。肌瓣重叠法成型子宫，成型后子宫正常大小。手术时间 330 分钟，出血 800ml，子宫腺肌病灶重 222g。术后随访 1 年，月经规则，经量中等，无痛经，B 超检查子宫无异常所见。

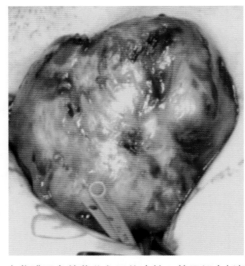

**图 7-11　子宫浆膜面多处紫蓝色异位病灶，并见粗大蚯蚓状异形血管**

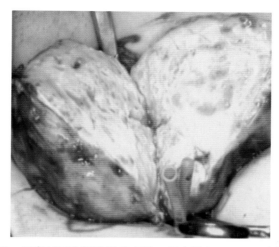

图 7-12　子宫剖面弥漫腺肌病病灶，见大量 3 ~ 5mm 囊性结构

【病例分析】

本手术团队自 2010 年开展 PUSH 手术至 2023 年 12 月共累计施术 400 余例，术后定期随访，最长随访 13 年，其中 6 例复发。回顾性分析发现，复发病例均为该术式较早期病例。2010 ~ 2015 年共实施 30 例手术，6 例复发均为该时间段所实施手术，复发时间均于术后 5 年以上，最长达 9 年。2015 年以来实施 370 例 PUSH 手术，术后随访无复发。该病例第一次手术时间是 2014 年，2023 年因复发再次行 PUSH 手术，术中发现病变具有以下 3 个特征：①腺肌病病灶侵及浆膜层，子宫表面见多条增粗的蚯蚓状异形血管；②弥漫性子宫病灶延伸至宫颈前后壁，病灶下缘深达宫颈内口下 4cm；③宫颈病灶包绕双侧子宫动脉。分析复发的原因，本团队在 2014 年之前实施 PUSH 手术年限尚短，总体施术少于 30 例，彼时对于病变延及宫颈并包绕子宫动脉的特殊情况认识不足，导致宫颈部位腺肌病灶去除不够彻底。本例复发说明，彻底去除子宫各部位腺肌病灶是避免复发的关键因素。DAD 具有病变高度异质性的特点，当存在宫颈、宫角、子宫韧带等特殊部位病灶时，病灶的识别及彻底清除病灶均为手术的难点所在。随着手术经验的积累，开发了针对特殊部位病灶的手术策略（参见第 4 章第三节），从而改善了手术效果。

针对 DAD 的 PUSH 手术，去除病灶的同时保留了子宫的重要功能结构。对于 PUSH 术后复发病例仍可再次实施 PUSH 手术。上述 6 例复发病例中，2 例实施了二次 PUSH 手术，均获良好效果；另 4 例行子宫切除术，其中有 2 例合并了子宫癌前病变。因此，对于病变持续或复发病例，需警惕恶性可能，在制订再次手术方案时，更强调手术指征与安全性。本例患者术后腺肌病复发，因出现月经紊乱，超声提示宫腔异常回声，局部血流丰富，遂先行宫腔镜检查，子宫内膜活检排除子宫内膜恶变。

### 六、弥漫性子宫平滑肌瘤病宫腔布满黏膜下肌瘤类型的 PUSH 手术

【病例摘要】

患者陆 ××，35 岁。

主诉：经量增多 2 年余。

现病史：2 年前无明显诱因出现月经增多，经量增加 2 倍，经期及周期无改变。1 个月前在外院行宫腔镜检查，术中见宫腔内多发黏膜下肌瘤，宫腔内布满铺路鹅卵石样稍凸出小肌瘤，部分相互融合（图 7-13）。子宫内膜活检病理为增生形象子宫内膜，建议行子宫切除术。患者希望保留子宫，于 2021 年 4 月 26 日入住北京大学深圳医院。

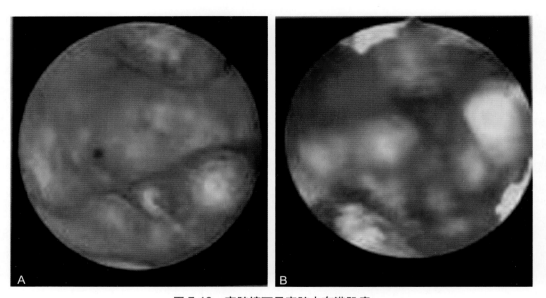

图 7-13　宫腔镜下见宫腔内布满肌瘤

既往史：无特殊。

月经婚育史：14 岁初潮，5 ～ 7/28 ～ 37 天，经量中等，已婚，孕 2 产 1，2012 年人工流产 1 次，2016 年足月顺产 1 次。

妇科检查：已婚已产外阴，阴道通畅，宫颈光滑，子宫增大如妊娠 2 个月大小，形态欠规则，质偏硬，活动可。双侧附件区未及异常。

辅助检查：2021 年 4 月 26 日 B 超示子宫肌层可见细小的增强回声区和低回声交织混杂，子宫可见多个低回声结节，较大约 20mm×12mm（前壁上段部分凸向宫腔内），内回声不均，可见包膜样回声，子宫内膜厚 6mm。考虑弥漫性子宫肌瘤病（图 7-14）。

诊疗经过：2021 年 4 月 28 日行 PUSH 手术，术中见子宫增大如妊娠 2 个月大小，浆膜面凹凸不平，布满粟粒状小结节，双侧附件外观未见明显异常。剖开子宫，宫腔呈珊瑚状，约 60 个小肌瘤呈鹅卵石样排列（分型为 0 型、Ⅰ型及Ⅱ型，图 5-1G）。以 PUSH 术式剔除 600 余个肌瘤，肌瘤直径 1 ～ 20mm，肌瘤剔除后宫腔放置球囊，注水 2ml。间断

缝合，关闭宫腔，重叠法成型子宫，重建子宫正常大小（图 7-15），术后病理：子宫平滑肌瘤。

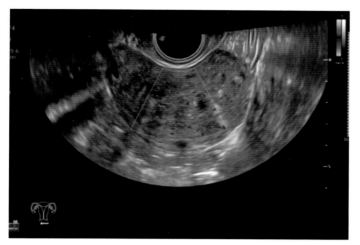

图 7-14　经阴道超声提示肌层多发小肌瘤，多个凸向宫腔

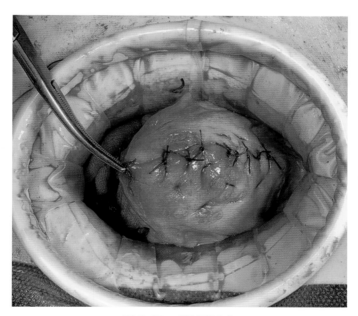

图 7-15　成型后子宫

出院诊断：弥漫性子宫平滑肌瘤病。

术后处理及随访：术后 1 周取出宫腔球囊。复潮后月经规则，7/30 天，经量中等，无痛经。于术后 35 天月经后行宫腔镜检查：宫腔形态正常，可见双侧输卵管开口，子宫内膜尚平整（图 7-16）。至今已随访 3 年余，月经规则，经量中等，无痛经。

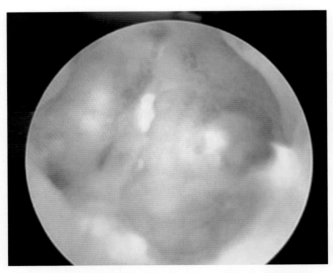

图 7-16　术后第 1 次月经后（术后 35 天）宫腔镜所见

【病例分析】

本病例属于弥漫性子宫肌瘤病，术中共剔除 600 余个子宫肌瘤，该病例特殊性如下：①肌瘤弥漫分布；②子宫黏膜下肌瘤 60 余个。手术难点，PUSH 手术如何完全剔除黏膜下子宫肌瘤并且最大限度保留子宫内膜完整性。经验：Ⅰ型、Ⅱ型黏膜下肌瘤，尽量在黏膜下肌层做小切口，以缩小肌瘤法剔除肌瘤；远离子宫切口切缘的 0 型子宫肌瘤，则在宫腔内肌瘤表面做小切口，缩小肌瘤法剔除肌瘤。以此法剔除肌瘤后，子宫黏膜面切除肌瘤部位仅为表浅的线状创面；关闭宫腔前，宫腔内放置球囊作为支架预防宫腔粘连可最大限度地保护子宫内膜。

## 七、延胡索酸水合酶缺陷型弥漫性子宫平滑肌瘤病的 PUSH 手术

【病例摘要】

患者陈 × ×，33 岁。

主诉：子宫肌瘤切除术后 8 年余，肌瘤复发 8 年。

现病史：8 年前体检发现子宫肌瘤，最大径线 10cm，外院行经腹子宫肌瘤切除术，共切除 49 个肌瘤，术中出血 800ml，输红细胞悬液 2 单位。术后病理：多发性子宫平滑肌瘤，部分肌瘤局灶细胞生长活跃。术后予以 GnRHa 治疗 3 个周期。停药 3 个月后 B 超提示：多发性子宫肌瘤，最大直径约 2cm。3 年前外院 MR 提示多发性子宫肌瘤，最大肌瘤径线 8cm，再次予以 GnRHa 治疗 6 个周期。6 个月前外院行 IVF-ET，建议先行肌瘤切除，现有冷冻胚胎。4 个月前 MR 提示多发子宫肌瘤，最大为 107mm×73mm，部分信号不均，考虑变性可能。于 2023 年 3 月 15 日入住北京大学深圳医院。

月经婚育史：13 岁月经初潮，7/26 ～ 30 天，量偏多，无痛经。已婚，孕 0 产 0。

盆腔检查：子宫增大，占满盆腔，质硬，宫底平脐，无压痛。

妇科检查：已婚未产外阴，宫颈光滑，子宫增大如妊娠 4 个月大小，外形不规则，子宫活动尚可，双侧附件区未扪及异常。

辅助检查：2022 年 11 月 7 日增强 MR：子宫体多发团块状异常信号，考虑为多发性子宫肌瘤，较大者位于子宫前壁肌壁间，大小约 107mm×73mm。2023 年 3 月 15 日 B 超：子宫形态失常，体积增大，上界平脐，大小约 197mm×154mm×128mm，可见 10 余个低回声团块，部分相互融合，最大的位于前壁上段肌壁间，大小约 98mm×96mm×80mm，贯穿子宫全层；后壁中段肌壁间，位置靠近宫腔，大小为 77mm×79mm×62mm；后壁下段肌壁间，靠近宫腔，大小为 66mm×65mm×57mm；前壁上段肌壁间肌瘤凸向浆膜 < 50%，大小约 52mm×51mm×43mm；宫底前壁浆膜下肌瘤，大小为 64mm×59mm×45mm，肌壁间见密集分布的低回声结节。双侧附件区未见明显肿块回声（图 7-17）。

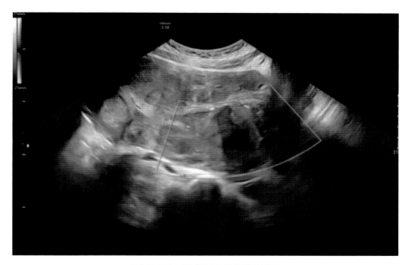

图 7-17　B 超下肌瘤声像图

入院诊断：弥漫性子宫肌瘤病。

诊疗经过：2023 年 3 月 16 日行 PUSH 手术，术中见子宫增大如妊娠 4 个月，宫底部及子宫前后壁见多个肌瘤样凸起，最大直径 6cm（图 7-18），子宫右后壁与肠管、大网膜致密粘连，将右附件包裹其中。首先切除宫底部浆膜下肌瘤，然后沿宫底纵行切开子宫全层达子宫颈内口上方 1cm 处，子宫剖面见大量肌瘤弥漫分布于子宫全肌层，黏膜下肌层可见密集亚毫米级肌瘤分布，宫腔形态无明显改变。行 PUSH 手术，剥除黏膜下肌层围绕宫腔密集分布的小肌瘤（图 7-19），剥除肌瘤后子宫黏膜层大部分游离。彻底切除肌瘤后内肌层厚度仅 1～2mm，外肌层厚度 5mm（图 7-20）。关闭宫腔，肌瓣重叠法重建子宫。术后子宫如妊娠 40 天大小（图 7-21），手术共去除近千个肌瘤（图 7-22）。手术时间 430 分钟，出血 1000ml，静脉输红细胞悬液 4 单位及血浆 200ml。术后病理：子宫平滑肌瘤伴奇异核；免疫组化：延胡索酸水合酶（FH）缺陷型。

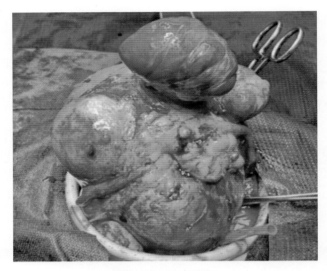

图 7-18　子宫外形

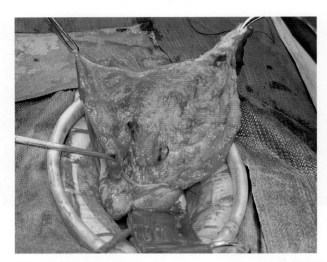

图 7-19　围绕子宫黏膜层布满直径毫米至亚毫米级的小肌瘤，切除肌瘤后黏膜层大部分游离

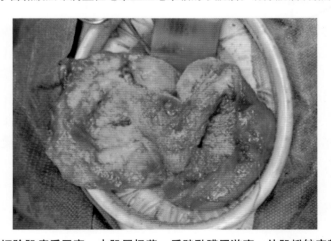

图 7-20　彻底切除肌瘤后子宫：内肌层极薄，后壁黏膜层游离，外肌瓣较完整，厚约 5mm

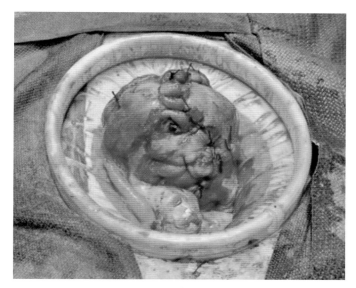

图 7-21　成型后子宫

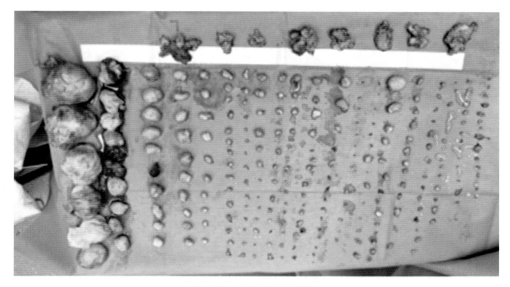

图 7-22　切除的肌瘤标本

出院诊断：弥漫性子宫平滑肌瘤病伴延胡索酸水合酶缺陷。

术后处理及随访：严格避孕 1 年。复潮后月经规则，经量正常，无痛经。术后 4 个月超声下静脉造影：宫体大小约 66mm×59mm×42mm，肌层内见不规则增强缺失区，前壁近子宫内膜范围约 33mm×19mm×21mm 增强缺失区（图 7-23A）。术后 7 个月复查宫体大小 61mm×54mm×33mm，原子宫前壁缺损缩小至 17mm×15mm×10mm（图 7-23B）。术后 8 个月行宫腔镜检查见宫腔形状正常，内膜平整（图 7-24）。

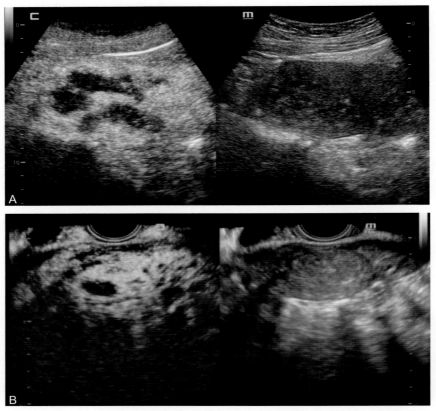

图 7-23　PUSH 手术后超声下静脉造影

A. 术后 4 个月；B. 术后 7 个月

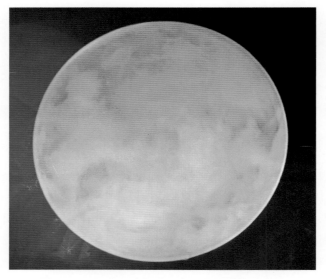

图 7-24　PUSH 手术后 8 个月宫腔镜检查所见

【病例分析】

本病例为弥漫性子宫肌瘤病，曾有子宫肌瘤剥除术手术史，术后即复发。有生育要求，术前超声提示子宫肌层弥漫分布大小不等肌瘤。用传统方法无法剔除干净，遂采用 PUSH 术式共剔除子宫肌瘤近千枚。术后随访月经规则，经量正常，无痛经。该例是子宫黏膜下布满亚毫米至毫米级小肌瘤，虽然去除肌瘤后子宫黏膜层大部分游离，但外肌瓣完整且较厚，成型后子宫肌层达到了 8mm 的安全厚度。术后超声造影示子宫壁间多处血流充盈缺损与大部分黏膜下肌层缺失有关。动态观察充盈缺损区逐步缩小，至术后 7 个月基本恢复。宫腔镜检查宫腔形状正常，子宫内膜恢复良好。此例说明 PUSH 手术对于毫米级肌瘤围绕黏膜下肌层密集排列类型具有较好的重建效果。该例为延胡索酸水合酶缺陷型，具有遗传性平滑肌瘤病和肾细胞癌（HLRCC）综合征风险，术后 1 年后宜尽早解决生育问题并严密随访。

# 参 考 文 献

戴毓欣，冯凤芝，冷金花，等．2020．弥漫性子宫平滑肌瘤病影像学特征及临床诊治分析．中华医学杂志，100(29):2263-2267.

李晓川，郎景和．2011．古子宫与子宫内膜异位症．中华妇产科杂志，46(3)：219-221.

吴瑞芳，曾荔萍．2012．保守性手术联合 GnRHa 治疗弥漫性重症子宫腺肌症——附 15 例临床病例分析．//中华医学会第十次全国妇产科学术会议论文集：82-83.

子宫腺肌病伴不孕症诊疗中国专家共识编写组．2021．子宫腺肌病伴不孕症诊疗中国专家共识．中华生殖与避孕杂志，41(4):287-295. doi:10. 3760/cma. j. cn101441-20200222-00078.

Abu Hashim H, Elaraby S, Rakhawy ME, et al., 2020. The prevalence of adenomyosis in an infertile population: a cross-sectional study. Reprod Bio Online, 40(6):842-850. doi. org/10. 1016/j. rbmo. 2020.02.011.

Baschinsky DY, ISA A, Niemann TH, et al., 2000. Diffuse leiomyomatosis of the uterus: a case report with clonality analysis. Hum Pathol, 31(11):1429-1432. https://doi.org/10.1016/S0046-8177(00)80016-7.

Bazot M, Cortez A, Darai E, et al., 2001. Ultrasonography compared with magnetic resonance imaging for the diagnosis of adenomyosis: correlation with histopathology. Hum Reprod, 16(11):2427-2433.doi:10.1093/humrep/16.11.2427.

Bazot M, Daraï E. 2018. Role of transvaginal sonography and magnetic resonance imaging in the diagnosis of uterine adenomyosis. Fertil Steril, 109(3):389-397. doi. org/10.1016/j. fertnstert. 2018.01.024.

Benetti-Pinto CL, Alves de Mira1 TA, Yela DA, et al., 2019. Pharmacological Treatment for Symptomatic Adenomyosis: A Systematic Review. Rev Bras Ginecol Obstet, 41(9):564-574. doi. org/ 10. 1055/s-0039-1695737.

Bergeron C, Amant F, Ferenczy A. 2006. Pathology and physiopathology of adenomyosis Best Pract Res Clin Obstet Gynaecol, 20(4):511-521. doi: 10.1016/j. bpobgyn.2006.01.016.

Bourdon M, Oliveira J, Marcellin L, et al., 2021. Adenomyosis of the inner and outer myometrium are associated with different clinical profiles. Hum Reprod, 36(2):349-357. doi: 10.1093/humrep/deaa307.

Bourdon M, Santulli P, Jeljeli M, et al., 2021. Immunological changes associated with adenomyosis: a systematic review. Hum Reprod Update, 27(1):108-129. doi: 10.1093/humupd/dmaa038.

Brosens JJ, Barker FG, de Souza NM. 1998. Myometrial zonal differentiation and uterine junctional zone hyperplasia in the non-pregnant uterus. Hum Reprod Update, 4(5):496-502.

Buggio L, Monti E, Gattei U, et al., 2018. Adenomyosis: fertility and obstetric outcome. A comprehensive literature review. Minerva Ginecol, 70(3):295-302. doi: 10.23736/S0026-4784.17.04163-6.

de Bruijn AM, Smink M, Lohle PN, et al., 2017. Uterine Artery Embolization for the Treatment of Adenomyosis: A Systematic Review and Meta-Analysis. J Vasc Interv Radiol, 28(12):1629-1642. e1. doi: 10.1016/j. jvir. 2017.07.034.

Dessouky R, Gamil SA, Nada1 MG, et al., 2019 . Management of uterine adenomyosis: current trends and uterine artery embolization as a potential alternative to hysterectomy. Insights Imaging, 10(1):48-56. doi:org/10.1186/s13244-019-0732-8.

Dimick JB, Sedrakyan A, McCulloch P. 2019 . The IDEAL framework for evaluating surgical innovation: How it can be used to improve the quality of evidence. JAMA Surgery Online, doi:10.1001/jamasurg. 2019.0903.

Donnez J, Nisolle M, Casanas-Roux F, et al., 1996. Stereometric evaluation of peritoneal endometriosis and endometriotic nodules of the rectovaginal septum. Hum Reprod, 11(1):224-228. doi: 10.1093/oxfordjournals. humrep. a019024.

Dubreuil G, Loubat E. 1926. Aneurysme cirsoide de l'uterus. Ann Anat Pathol, 3:697-718.

Fan Y, Zhu S, Liang X. 2022. Conservative surgical and drug therapies for adenomyosis Medicine. Reproductive Biology, 22. https://doi. 10.1016/j. repbio. 2022.100664.

Ferenczy A. 1998. Pathophysiology of adenomyosis. Hum Reprod Update, 4: 312-322. https://doi. 10.1093/ humupd/4.4.312.

Fischer CP, Kayisili U, Taylor HS. 2011. HOXA10 expression is decreased in endometrium of women with adenomyosis. Fertil Steril, 95(3):1133-1136. doi: 10.1016/j. fertnstert. 2010.09.060.

Fujishita A, Masuzaki H, Khan KN, et al., 2004. Modified reduction surgery for adenomyosis. A preliminary report of the transverse H incision technique. Gynecol Obstet Invest, 57(3):132-138. https://doi. org/10.1159/000075830.

García-Solares J, Donnez J, Donnez O, et al., 2018. Pathogenesis of uterine adenomyosis: invagination or metaplasia? Fertil Steril, 109(3):371-379. doi: 10.1016/j. fertnstert. 2017.12.030.

Gargett CE. 2007. Uterine stem cells: what is the evidence? Hum Reprod Update, 13(1):87-101. doi: 10.1093/ humupd/dml045.

Gargett CE, Schwab KE, Zillwood RM, et al., 2009. Isolation and culture of epithelial progenitors and mesenchymal stem cells from human endometrium. Biol Reprod, 80(6):1136-1145. doi: 10.1095/biolreprod. 108.075226.

Gerlinger C, Schumacher U, Faustmann T, et al., 2010. Defining a minimal clinically important difference for endometriosis-associated pelvic pain measured on a visual analog scale: analyses of two placebo-controlled, randomized trials. Health and Quality of Life Outcomes, 8, 138. https://doi. org/10.1186/1477-7525-8-138.

Gong CM, Lin ZJ, Deng YB, et al., 2023. Successful pregnancies in women with diffuse uterine leiomyomatosis afterhigh-intensity focused ultrasound ablation:report of three cases. Int J Hyperthermia, 40(1): 2234674. doi:o rg/10.1080/02656736.2023.2234674.

Gordts S, Grimbizis G, Campo R. 2018. Symptoms and classification of uterine adenomyosis, including the place of hysteroscopy in diagnosis. Fertil Steril, 109(3): 380-388. e1. doi: 10.1016/j. fertnstert.2018.01.006.

Grimbizis G F, Mikos T, Tarlatzis B. 2014 . Uterus-sparing operative treatment for adenomyosis. Fertility and Sterility, 101(2): 472-487. https://doi. org/10.1016/j. fertnstert. 2013.10.025.

Guo SW. 2020. The Pathogenesis of Adenomyosis vis-à-vis Endometriosis. J Clin Med, 9(2):485.-doi: 10.3390/ jcm9020485.

Harada T, Khine YM, Kaponis A, et al., 2016. The Impact of Adenomyosis on Women's Fertility. Obstet Gynecol Surv, 71(9):557-568.

Harada T, Taniguchi F, Guo SW, et al., 2023. The Asian Society of Endometriosis and Adenomyosis guidelines for managing adenomyosis. Reprod Med Bio, 22(1): e12535.doi.org/10.1002/rmb2.12535.

Harrel Z. 2008. Dysmenorrhea in adolescents and young adults: from pathophysiology to pharmacological treatments and management strategies. Expert Opinion on Pharmacotherapy, 9(15):2661-2672.doi. org/10.151 7/14656566.9.15.2661.

Harmsen MJ, Bosch TVD, Leeuw RAD, et al., 2022. Consensus on revised definitions of Morphological Uterus Sonographic Assessment (MUSA) features of adenomyosis: results of modified Delphi procedure. Ultrasound Obstet Gynecol, 60(1):118-131.doi:10.1002/uog.24786.

Hlinecká K, Lisá Z, Boudová B, et al., 2022. Uterus sparing surgery in adenomyosis and its impact on reproductive outcomes. Ceska Gynekol, 2022, 87(4): 282-288. https://doi. 10.48095/cccg2022282.

Hricak H, Alpers C, Crooks LE, et al., 1983. Magnetic resonance imaging of the female pelvis: initial experience. Am J Roentgenol, 141(6):1119-1128. doi: 10.2214/ajr. 141.6.1119.

Hyams LL. 1952. Adenomyosis: Its conservative surgical treatment (hysteroplasty) in young women. NY J Med, 52: 2778-2783.

Jin X, Cao Y, Mi K, et al., 2023. Evaluation of different treatment modalities for diffuse uterine leiomyomatosis: A case series report and review of the literature. Int J Gynaecol Obstet, 163(1):51-57. doi: 10.1002/ijgo.14769.

Khan KN, Kitajima M, Hiraki K, et al., 2015. Involvement of hepatocyte growth factor-induced epithelial-mesenchymal transition in human adenomyosis. Bio Reprod, 92(2):35.doi: 10.1095/biolreprod.114.124891.

Khan KN, Fujishita A, Mori T. 2022. Pathogenesis of Human Adenomyosis: Current Understanding and Its Association with Infertility. J Clin Med, 11(14):4057. doi. org/10.3390/jcm11144057.

Khan KN, Fujishita A, Ogawa K, et al., 2022. Occurrence of chronic endometritis in different types of human adenomyosis. Reproductive Medicine and Biology, 21(1): e12421.doi: 10.1002/rmb2.12421.

Kho KA, Chen J S, Halvorson LM. 2021. Diagnosis, Evaluation, and Treatment of Adenomyosis. JAMA, 326(2): 177-178. https://doi. org/10.1001/jama. 2020.26436.

Kido A, Monma C, Togashi K, et al., 2003. Uterine arterial embolization for the treatment of diffuse leiomyomatosis. J Vasc Interv Radiol , 14(5):643-647.

Kim JK, Shin CS, Ko YB, et al., 2014. Laparoscopic assisted adenomyomectomy using double flap method. Obstet Gynecol Sci, 57(2): 128-135. http://doi.10.5468/ogs. 2014.57.2.128.

Kishi Y, Suginami H, Kuramori R, et al., 2012. Four subtypes of adenomyosis assessed by magnetic resonance imaging and their specification. Am J Obstet Gynecol, 207(2):114. e1-7. doi:10.1016/j.ajog. 2012.06.027.

Kitawaki J. 2006. Adenomyosis: the pathophysiology of an oestrogen-dependent disease. Best Pract Res Clin Obstet Gynaecol, 20(4):493-502. doi: 10. 1016/j. bpobgyn. 2006.01.010.

Kobayashi H, Matsubara S. 2020. A Classification Proposal for Adenomyosis Based on Magnetic Resonance Imaging. Gynecol Obstet Invest, 85(2):118-126.doi:10.1159/000505690.

Koh J, Kim MD, Jung DC, et al., 2012. Uterine artery embolization (UAE) for diffuse leiomyomatosis of the uterus: clinical and imaging results. Eur J Radiol, 81(10):2726-2729.

Konishi I. 2020. Diffuse Leiomyomatosis: Complete Myomectomy for Innumerable Small Nodules to Achieve Fertility Sparing and Childbearing. Surg J (Suppl 1):S50-S57. dio:10.1055/s-0039-1693709.

Kunz G, Beil D, Hupper P, et al., 2000. Structural abnormalities of the uterine wall in women with endometriosis and infertility visualized by vaginal sonography and magnetic resonance imaging. Hum Reprod, 15(1):76-82. doi:10.1093/humrep/15.1.76.

Kwack JY, Kwon YS. 2018. Conservative surgery of diffuse adenomyosis with TOUA: Single surgeon experience of one hundred sixteen cases and report of fertility outcomes. Kaohsiung J Med Sci, 34(5): 290-294. https://doi.10.1016/j.kjms.2017.12.008.

Lapan B, Solomon L. 1979. Diffuse leiomyomatosis of the uterus precluding myomectomy. Obstet Gynecol, 53:82S-84S.

Leyendecker G, Bilgicyildirim A, Inacker M, et al., 2015. Adenomyosis and endometriosis. Re-visiting their association and further insights into the mechanisms of auto-traumatisation. An MRI study. Arch Gynecol Obstet, 291(4):917-932.doi:10.1007/s00404-014-3437-8.

Leyendecker G, Wildt L. 2011. A new concept of endometriosis and adenomyosis: tissue injury and repair (TIAR). Horm Mol Biol Clin Investig, 5(2):125-142. doi:10.1515/HMBCI.2011.002.

Leyendecker G, Wildt L, Mall G. 2009. The pathophysiology of endometriosis and adenomyosis: tissue injury and repair. Arch Gynecol Obstet, 280(4):529-538. doi:10.1007/s00404-009-1191-0.

Liu XF, Huang LH, Zhang C, et al., 2017. A comparison of the cost-utility of ultrasound-guided high-intensity focused ultrasound and hysterectomy for adenomyosis: a retrospective study. BJOG, 124 Suppl 3:40-45. doi: 10.1111/1471-0528.14746.

Lyons EA, Taylor PJ, Zheng XH, et al., 1991. Characterization of subendometrial myometrial contractions throughout the menstrual cycle in normal fertile women. Fertil Steril, 55(4):771-774. doi:10.1016/s0015-0282(16)54246-0.

Martone S, Centini G, Exacoustos C, et al., 2020. Pathophysiologic mechanisms by which adenomyosis predisposes to postpartum haemorrhage and other obstetric complications. Med Hypotheses, 143:109833. doi: 10.1016/j.mehy.2020.109833.

Maubon A, Faury A, Kapella M, et al., 2010. Uterine junctional zone at magnetic resonance imaging: a predictor of in vitro fertilization implantation failure. J Obstet Gynaecol Res, 36(3):611-618. doi:10.1111/j.1447-0756. 2010.01189. x.

Mikos T, Lioupis M, Anthoulakis C, et al., 2020. The Outcome of Fertility-Sparing and Nonfertility-Sparing Surgery for the Treatment of Adenomyosis. A Systematic Review and Meta-analysis. J Minim Invasive Gynecol, 27(2):309-331. e3. doi:10.1016/j.jmig.2019.08.004.

Munro MG. 2020. Classification and Reporting Systems for Adenomyosis. J Minim Invasive Gynecol, 27(2):296-308. doi:10.1016/j.jmig.2019.11.013.

Munro MG, Critchley HOD, Broder MS, et al., 2011. FIGO classification system (PALM-COEIN) for causes of abnormal uterine bleeding in nongravid women of reproductive age. Int J Gynecol Obstet, 113:3-13. doi. org/10.1016/j.ijgo.2010.11.011.

Munro MG, Critchley HOD, Fraser IS. 2018. The two FIGO systems for normal and abnormal uterine bleeding symptoms and classification of causes of abnormal uterine bleeding in the reproductive years: 2018 revisions. Int J Gynaecol Obstet, 143(3):393-408.

Murray HL, Glynn E. 1924. A Case of Complete Fibromyomatosis of the Corpus Uteri. Br J Obstet Gynecol, 31(3):398-401. https://doi.org/10.1111/j.1471-0528.1924.tb12322.x.

Nishida M, Takano K, Arai Y, et al., 2010. Conservative surgical management for diffuse uterine adenomyosis, Fertil Steril, 94(2):715-719. https://doi.org/10.1016/j.fertnstert.2009.03.046.

Noe M, Kunz G, Herbertz M, et al., 1999. The cyclic pattern of the immunocytochemical expression of oestrogen and progesterone receptors in human myometrial and endometrial layers: characterization of the endometrial-subendometrial unit. Human Reproduction, 14(1):190-197.

Novellas S, Chassang M, Delotte J, et al., 2011. MRI characteristics of the uterine junctional zone: from normal to the diagnosis of adenomyosis. AJR, 196(5):1206-1213.doi.org/10.2214/AJR.10.4877.

Oliveira MAP, Crispi CP, Brollo LC, et al., 2018. Surgery in adenomyosis. Arch Gynecol Obstet, 297, 581-589. https://doi.org/10.1007/s00404-017-4603-6.

Osada H, Silber S, Kakinuma T, et al., 2011. Surgical procedure to conserve the uterus for future pregnancy in patients suffering from massive adenomyosis. Reprod Biomed Online, 22(1):94-99. doi:10.1016/j.rbmo. 2010.09.014.

Osada H. 2018. Uterine adenomyosis and adenomyoma: the surgical approach. Fertil Steril, 109(3):406-417. doi: 10.1016/j.fertnstert.2018.01.032.

Otsubo Y, Nishida M, Arai Y, et al., 2016. Association of uterine wall thickness with pregnancy outcome following uterine-sparing surgery for diffuse uterine adenomyosis. Aust N Z J Obstet Gynaecol, 56(1): 88-91. doi:10.1111/ajo.12419.

Pai D, Coletti MC, Elkins M, et al., 2012. Diffuse uterine leiomyomatosis in a child. Pediatr Radiol, 42(1):124-128. doi:10.1007/s00247-011-2114-3.

Pennell CP, Hirst AD, Campbell WB, et al., 2016 . Practical guide to the Idea, development and exploration stages of the IDEAL framework and recommendations. Br J Surg, 103(5):607-615. doi: 10. 1002/bjs. 10115.

Pervez SN, Javed K. 2013. Adenomyosis among samples from hysterectomy due to abnormal uterine bleeding. J Ayub Med Coll Abbottabad, 25(1-2):68-70.

Philip CA, Mitouard ML, Maillet L, et al., 2018. Evaluation of NovaSure® global endometrial ablation in symptomatic adenomyosis: A longitudinal study with a 36 month follow-up. Eur J Obstet Gynecol Reprod Bio, 227:46-51. doi:10.1016/j.ejogrb.2018.04.001.

Phillips DR, Nathanson HG, Milim SJ, et al., 1996. Laparoscopic bipolar coagulation for the conservative treatment of adenomyomata. J Am Assoc Gynecol Laparosc, 4: 19-24. https://doi.10.1016/s1074-3804(96)80103-4.

Pontis A, D'Alterio MN, Pirarba S, et al., 2016. Adenomyosis: a systematic review of medical treatment. Gynecol Endocrinol, 32(9): 696-700. doi:10.1080/09513590. 2016. 1197200.

Prasad I, Sinha S, Sinha U, et al., 2022. Diffuse Leiomyomatosis of the Uterus: A Diagnostic Enigma. Cureus, 14(9): e29595. doi:10.7759/cureus. 29595.

Puente JM, Fabris A, Patel J, et al., 2016. Adenomyosis in infertile women: prevalence and the role of 3D ultrasound as a marker of severity of the disease. Reprod Bio Endocrinol, 4(1):60. doi:10.1186/s12958-016-0185-6.

Rees CO, van Vliet H, Siebers A, et al., 2023. The ADENO study: ADenomyosis and its Effect on Neonatal and Obstetric outcomes: a retrospective population-based study. AJOG, 229(1):49.e1-49.e12.

Ren HM, Wang QZ, Wang JN, et al., 2022. Diffuse uterine leiomyomatosis: A case report and review of literature. World J Clin Cases, 10(24):8797-8804. doi:10.12998/wjcc. v10.i24.8797.

Rocha TP, Andres MP, Borrelli GM, et al., 2018. Fertility-sparing treatment of adenomyosis in patients with infertility: a systematic review of current options. Reprod Sci , 25(4): 480-486. https://doi.10.1177/1933719118756754.

Sardo ADS, Calagna G, Santangelo F, et al., 2017. The Role of Hysteroscopy in the Diagnosis and Treatment of Adenomyosis. Biomed Res Int:2518396. doi:10.1155/2017/2518396.

Saremi A, Bahrami H, Salehian P, et al., 2014. Treatment of adenomyomectomy in women with severe uterine adenomyosis using a novel technique. Reprod Biomed Online, 28(6):753-760. doi:10.1016/j.rbmo. 2014.02.008.

Schrager S, Yogendran L, Marquez CM, et al., 2022. Adenomyosis: Diagnosis and Management. Am Fam Physician, 105(1): 33-38. doi:10. 202207/article. 35029928.

Schwab KE, Gargett CE. 2007. Co-expression of two perivascular cell markers isolates mesenchymal stem-like cells from human endometrium. Hum Reprod , 22(11):2903-2911. doi:10.1093/humrep/dem265.

Sheth S, Hajari AR, Lulla C, et al., 2017. Sonographic evaluation of uterine volume and its clinical importace. J Obstet Gynaecol Res, 43(1):185-189. doi:10.1111/jog.13189.

Shimizu Y, Yomo H, Kika N, et al., 2009. Successful pregnancy after gonadotropin-releasing hormone analogue and hysteroscopic myomectomy in a woman with diffuse uterine leiomyomatosis. Arch Gynecol Obstet, 280(1):145-147. doi:10.1007/s00404-008-0864-4.

Silva CA, Rosa F, Rito M, et al., 2022. Diffuse leiomyomatosis: A rare cause of a diffusely enlarged uterus. Radiol Case Rep, 17(5):1536-1539.

Szubert M, Koziróg E, Olszak O, et al., 2021. Adenomyosis and Infertility-Review of Medical and Surgical Approaches. Int J Env Res Pub He, 18(3):1235. doi:10.3390/ijerph18031235.

Takeuchi H, Kitade M, Kikuchi I, et al., 2006. Laparoscopic adenomyomectomy and hysteroplasty: a novel method. J Minim Invasive Gynecol, 13: 150-154. https://doi.10.1016/j. jmig. 2005.12.004.

Tamura H, Kishi H, Kitade M, et al., 2017. Complications and outcomes of pregnant women with adenomyosis in

Japan. Reprod Med Biol, 16(4):330-336.

Tan J, Moriarty S, Taskin O, et al., 2018. Reproductive Outcomes after Fertility-Sparing Surgery for Focal and Diffuse Adenomyosis: A Systematic Review. J Minim Invasive Gynecol, 25(4): 608-621. https://doi.10.1016/ j.jmig.2017.12.020.

Tellum T, Nygaard S, Skovholt EK, et al., 2018. Development of a clinical prediction model for diagnosing adenomyosis. Fertil Steril, 110(5):957-964. e3. doi:10.1016/j. fertnstert. 2018.06.009.

Tellum T, Omtvedt M, Naftalin J, et al., 2021. A systematic review of outcome reporting and outcome measures in studies investigating uterine-sparing treatment for adenomyosis. Hum Reprod Open:1-14. doi:10.1093/ hropen/hoab030.

Tremellen KP, Russell P. 2012. The distribution of immune cells and macrophages in the endometrium of women with recurrent reproductive failure. II: adenomyosis and macrophages. J Reprod Immunol, 93(1):58-63. doi:10.1016/j.jri.2011.12.001.

Van den Bosch T, de Bruijn AM, de Leeuw RA, et al., 2019. Sonographic classification and reporting system for diagnosing adenomyosis. Ultrasound Obstet Gynecol, 53(5): 576-582. Doi:10.1002/uog.19096.

Van den Bosch T, Dueholm M, Leone FP, et al., 2015. Terms, definitions and measurements to describe sonographic features of myometrium and uterine masses: a consensus opinion from the Morphological Uterus Sonographic Assessment (MUSA) group. Ultrasound Obstet Gynecol. , 46(3):284-298.doi.org/10.1002/uog. 14806.

Vannuccini S, Petraglia F. 2019. Recent advances in understanding and managing adenomyosis. F1000Res, 8: F1000 Faculty Rev-283. doi: 10.12688/f1000research.17242.1.

Vannuccini S, Tosti C, Carmona F, et al., 2017. Pathogenesis of adenomyosis: an update on molecular mechanisms. Reprod BioMed Online, 35(5):592-601.doi.org/10.1016/j. rbmo.2017.06.016.

Vercellini P, Viganò P, Bandini V, et al., 2023. Association of endometriosis and adenomyosis with pregnancy and infertility. Fertil Steril, 119(5):727-740.doi.org/10.1016/j. fertnstert.2023.03.018.

Vigano P, Corti L, Berlanda, N. 2015. Beyond infertility: obstetrical and postpartum complications associated with endometriosis and adenomyosis. Fertil Steril, 104(4): 802-812. doi:10.1016/j.fertnstert.2015.08.030.

Vijayakumar A, Srinivas A, Chandrashekar BM, et al., 2013, Uterine vascular lesions. Rev Obstet Gynecol, 6(2):69-79.

Von Rokitansky KF. 1860. Uterine gland formation in uterus and ovarian sarcoma. Druck von Carl Ueberreuter, 37(10):577-581.

Vries KD, Lyons EA, BallardG, et al., 1990. Contractions of the inner third of the myometrium. Am J Obstet Gynecol, 162(3):679-682. doi:10.1016/0002-9378(90)90983-e.

Wang CJ, Yen CF, Lee CL, et al., 2002. Laparoscopic uterine artery ligation for treatment of symptomatic adenomyosis. J Am Assoc Gynecol Laparosc, 9:293-296. https://doi.10.1016/s1074-3804(05)60407-0.

Werth R, Grusdew W. 1898. Untersuchungen über die entwicklung und morphologie der menschlichen uterusmuskulatur. Arch Gynäkol, 55:325-409. doi:10.1007/BF01981003.

Wu RF, Zeng LP, Hu QC, et al., 2023. Outcome of uterine functional structures protection by fertility preservative PUSH surgery in diffuse adenomyosis. Human Fertility, https://doi.org/10.1080/14647273.2023.2260102.

Yen CF, Lee CL, Wang CJ, et al., 2007. Successful pregnancies in women with diffuse uterine leiomyomatosis after hysteroscopic management. Fertil Steril, 88(6):1667-1673. doi:10. 1016/j. fertnstert. 2007.01.100.

Younes G, Tulandi T. 2018. Conservative Surgery for Adenomyosis and Results: A Systematic Review. J Minimally Invasive Gynecology, 25(2):265-276.doi.org/10.1016/j.jmig.2017.07.014.

Zeng LP, Wei WX, Tang HR, et al., 2019. Introduction of Intracapsular Rotary-cut Procedures (IRCP): A Modified Hysteromyomectomy Procedures Facilitating Fertility Preservation. Journal of visualized experiments: JoVE,

17(143) doi:10.3791/58410.

Zhang L, Rao FW, Setzen R. 2017. High intensity focused ultrasound for the treatment of adenomyosis: selection criteria, efficacy, safety and fertility. Acta Obstet Gynecol Scand , 96(6):707-714. doi:10.1111/aogs.13159.

Zhao H, Yang BJ, Li HX, et al., 2019. Successful Pregnancies in Women with Diffuse Uterine Leiomyomatosis after Hysteroscopic Management Using the Hysteroscopy Endo Operative System. J Minim Invasive Gynecol, 26(5):960-967. doi:10.1016/j.jmig.2018.10.003.

Zhong SL, Zeng LP, Li H, et al., 2018. Development and evaluation of an improved laparoscopic myomectomy adopting intracapsular rotary-cut procedures. European journal of obstetrics, gynecology, and reproductive biology, 221:5-11 doi:10.1016/j.ejogrb.2017.11.021.

Zhou Y, Zhang J, Chen J, et al., 2022 . Prediction using T2-weighted magnetic resonance imaging-based radiomics of residual uterine myoma regrowth after high-intensity focused ultrasound ablation. Ultrasound Obstet Gynecol, 60(5):681-692. doi:10.1002/uog.26053.

# 缩略词表

| | | |
|---|---|---|
| AD | adenomyosis | 子宫腺肌病 |
| AS | Alport syndrome | Alport 综合征 |
| ASDL | Alport syndrome with diffuse leiomyomatosis | Alport 综合征合并弥漫性平滑肌瘤病 |
| AUB | abnormal uterine bleeding | 异常子宫出血 |
| AVF | arteriovenous fistula | 动静脉瘘 |
| COC | combined oral contraceptive | 口服避孕药 |
| DAD | diffuse adenomyosis | 弥漫性子宫腺肌病 |
| DIE | deep infiltrating endometriosis | 深部浸润型子宫内膜异位症 |
| DUL | diffuse uterine leiomyomatosis | 弥漫性子宫平滑肌瘤病 / 弥漫性子宫肌瘤病 |
| DUP | diffuse uterine pathologies | 弥漫性子宫病变 |
| EESC | endometrial epithelial stem cell | 子宫内膜上皮干细胞 |
| EMSC | endometrial mesenchymal stem cell | 子宫内膜间充质干细胞 |
| EMI | endometrium-myometrium interface | 子宫内膜 - 子宫肌层界面 |
| EMID | endometrial-myometrial interface disruption | 子宫内膜 - 子宫肌层界面损伤 |
| ER | estrogen receptor | 雌激素受体 |
| ERα | estrogen receptor α | 雌激素受体 α |
| FGR | fetal growth restriction | 胎儿宫内生长受限 |
| FH | fumarate hydratase | 延胡索酸水合酶 |
| FIGO | International Federation of Gynecology and Obstetrics | 国际妇产科联盟 |
| GnRHa | GnRH agonists | 促性腺激素释放激素类似物 |
| GnRHant | GnRH antagonists | 促性腺激素释放激素拮抗剂 |
| GW | Gestational week | 妊娠周 |
| HIFU | high-intensity focused ultrasound | 高强度聚焦超声 |
| HLRCC | hereditary leiomyomatosis and renal cell carcinoma | 遗传性平滑肌瘤病和肾细胞癌 |

| | | |
|---|---|---|
| HMB | heavy menstrual bleeding | 月经量增多 |
| IM | inner myometrium | 内肌层 |
| IM-DAD | | 子宫弥漫性病变内肌层病变型 |
| IVL | intravenous leiomyo-matosis | 脉管内平滑肌瘤病 |
| JZ | uterine junctional zone | 子宫结合带 |
| LIF | leukaemia inhibitory factor | 白血病抑制因子 |
| LNG-IUS | levonorgestrel intrauterine system | 左炔诺孕酮宫内缓释系统 |
| MR | magnetic resonance | 磁共振检查 |
| MUFWRO | muscle flap wrinkling and overlapping | 肌瓣皱褶重叠术 |
| MUSA | morphological uterus sonographic assessment | 子宫形态学超声评估 |
| OT | oxytocin | 催产素 |
| OTR | oxytocin receptor | 催产素受体 |
| OM | outer myometrium | 外肌层 |
| OM-DAD | | 子宫弥漫性病变外肌层病变型 |
| PGE2 | Prostaglandin $E_2$ | 前列腺素 $E_2$ |
| PGF2α | Prostaglandin $F_{2\alpha}$ | 前列腺素 $F_{2\alpha}$ |
| PR | progesterone receptor | 孕激素受体 |
| PUSH | fertility preservative surgery for diffuse uterine pathologies with protection of uterine structures for healing | 弥漫性子宫病变重建生育力手术 |
| SMC | smooth muscle cell | 平滑肌细胞 |
| TIAR | tissue injury and repair | 组织损伤和修复 |
| TVUS | transvaginal ultrasonography | 经阴道超声检查 |
| UAE | uterine artery embolization | 子宫动脉栓塞术 |
| UAVF | uterine arteriovenous fistula | 子宫动静脉瘘 |
| UL | uterine leiomyomatosis | 子宫平滑肌瘤 |
| VEPMAS | vertically penetrative mattress suturing | 垂直褥式贯穿缝合术 |